get it 轻知

老中医不说你不懂

去除痰湿瘀寒，不堵不痛老得慢

杨 力 编著

中国轻工业出版社

图书在版编目（CIP）数据

老中医不说你不懂：去除痰湿瘀寒，不堵不痛老得慢 / 杨力编著 . -- 北京：中国轻工业出版社，2025. 9. -- ISBN 978-7-5184-5652-9

I . R212-49

中国国家版本馆 CIP 数据核字第 2025VW1853 号

责任编辑：赵　洁　　责任终审：腾炎福　　设计制作：悦然生活

策划编辑：付　佳　赵　洁　　责任校对：朱燕春　　责任监印：张京华

出版发行：中国轻工业出版社（北京鲁谷东街 5 号，邮编：100040）

印　　刷：艺堂印刷（天津）有限公司

经　　销：各地新华书店

版　　次：2025 年 9 月第 1 版第 1 次印刷

开　　本：710 × 1000　1/16　印张：12

字　　数：200 千字

书　　号：ISBN 978-7-5184-5652-9　定价：49.80 元

邮购电话：010-85119873

发行电话：010-85119832　010-85119912

网　　址：http://www.chlip.com.cn

Email：club@chlip.com.cn

240706S2X101ZBW

序言

在中医里，痰湿瘀寒是破坏人体健康的主要病理因素。痰为百病之源，容易导致心脑血管疾病。而湿为阴邪，易伤人体阳气。瘀不但是心脑血管的杀手，还是结节、肿瘤的导火索。寒则会使人体气血瘀滞，导致周身疼痛。如果寒和瘀长期滞留体内，还易导致癌症等大病，所以，想要健康长寿，就需要清除身体里的痰湿瘀寒。

本书对痰湿瘀寒做了精辟的讲解，并对它们导致的危害、病症做了详细的分析，提供了消除人体痰湿瘀寒的办法，帮助大家少生病、少吃药、少去医院，享受健康人生。

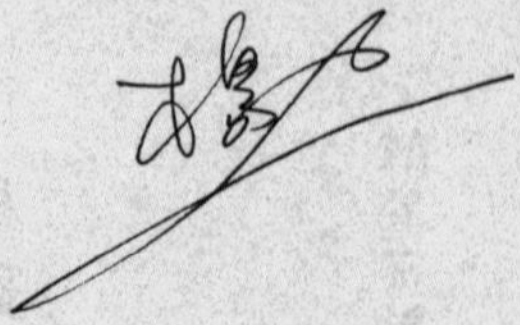

2025 年 3 月 8 日于北京

温馨提示：本书涉及的食疗方、中药汤剂、中成药等内容，仅供读者阅读参考，使用前请咨询专业医生，不可盲目使用。

8个茶饮方

去除痰湿瘀寒一身轻

山楂荷叶绿茶

健脾胃，清湿热

〔**材料**〕山楂、荷叶、绿茶各 5 克。

〔**做法**〕将山楂、荷叶、绿茶洗净后放入杯中，注入适量开水，加盖闷泡 20 分钟即可。

〔**功效**〕适合湿热人群，常见表现为口唇较红、口干口臭、易生痤疮。

陈皮普洱茶

祛湿化痰

〔**材料**〕陈皮、普洱各 5 克。

〔**做法**〕将陈皮、普洱洗净后放入杯中，注入适量开水，加盖闷泡 20 分钟即可。

〔**功效**〕适合痰湿人群，常见表现为面部皮肤油脂较多，汗多且黏，胸闷，痰多。

藿香苏子麦芽茶

解暑开胃，理气止呕

〔**材料**〕藿香、炒苏子、炒麦芽各 5 克。

〔**做法**〕将藿香、炒苏子、炒麦芽洗净后放入杯中，注入适量开水，加盖闷泡 20 分钟即可。

〔**功效**〕适合暑湿人群，可以有效改善暑湿感冒引起的呕吐，以及夏天食欲不佳、胃胀的症状。

生姜肉桂茶

祛寒湿，暖脾胃

〔**材料**〕肉桂、姜片各 5 克，豆蔻、八角各 1 粒，冰糖适量。

〔**做法**〕将除冰糖外的所有材料冲洗干净后，倒入煮沸的清水中，大火煮 10 分钟，再小火煮 10 分钟，最后加入冰糖，凉温后即可服用。

〔**功效**〕适合寒湿人群，常见表现为四肢冰凉、食欲不佳、大便黏滞。

生姜红糖茶

通经散寒

［材料］生姜 5 克，红糖适量。

［做法］生姜、红糖放入保温杯中，加入沸水冲泡，加盖闷 10 分钟，代茶随时饮用。

［功效］适合阳虚人群，常见表现为四肢冰凉、腹部受寒疼痛、腹泻。

红糖姜枝茶

祛风寒，改善感冒

［材料］生姜、桂枝各 10 克，红糖 5 克。

［做法］生姜、桂枝洗净，生姜切细丝；锅中加适量清水，放入姜丝、桂枝煮沸半小时后取汁，再放入红糖煮沸，放温后即可饮用。

［功效］适合风寒感冒人群，常见表现为流清涕、咳白痰、头痛身重、恶寒发热。

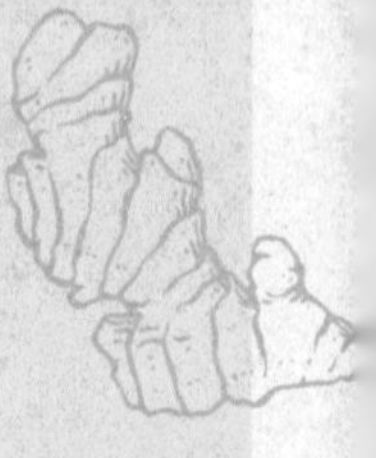

桃仁红糖茶

活血化瘀

［材料］桃仁 10 克，红糖适量。

［做法］桃仁放入无油的炒锅用小火炒香，用刀切碎或用料理机打碎，凉凉后与红糖一起拌匀；将拌匀后的材料放入杯子中，用沸水冲泡，闷 30 分钟后饮用。

［功效］适合瘀血人群，常见表现为面色黧黑、唇色紫暗、周身疼痛。

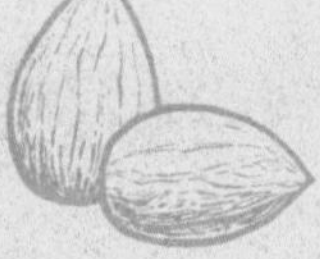

佛手山楂黄芪茶

疏肝，活血化瘀

［材料］佛手、黄芪各 5 克，山楂 3 克。

［做法］将佛手、山楂、黄芪洗净后放入杯中，注入适量开水，加盖闷泡 20 分钟即可。

［功效］适合气郁血瘀人群，常见表现为胸胁胀痛、痛经、口苦。

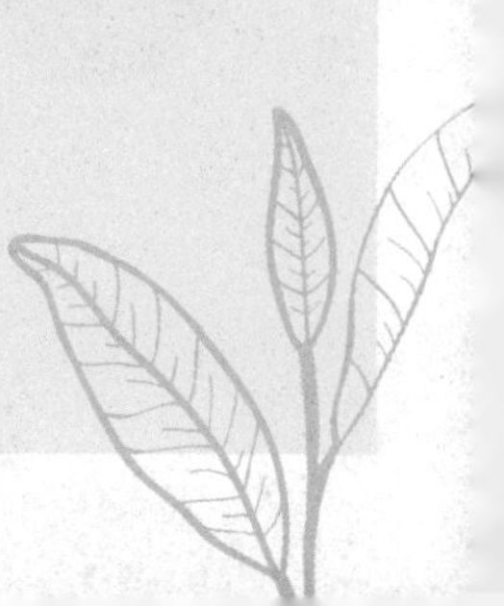

目录

PART 1

揪出老得快、血管堵、常生病的元凶：痰湿瘀寒

PART 2

健脾、养肺、疏肝、补阳气，痰湿瘀寒无处藏身

PART 3

小食材大功效：去除痰湿瘀寒更年轻

PART 4

除痰湿，远离肥胖、面部浮肿、咳嗽痰多、慢性疲劳

PART 5

除寒湿，远离易感冒、慢性腹泻、腰腿疼痛、手脚冰凉

PART 6

除湿热，远离便秘、失眠、湿疹、发热

PART 7

除湿瘀，远离腹部胀满、血脂异常、糖尿病、痛风

PART 8

除痰瘀，远离高血压、冠心病、结节病、哮喘

PART 9

除寒瘀，远离颈椎病、痛经、关节疼痛、癌症

PART

1

揪出老得快、血管堵、常生病的元凶：痰湿瘀寒

黄芪

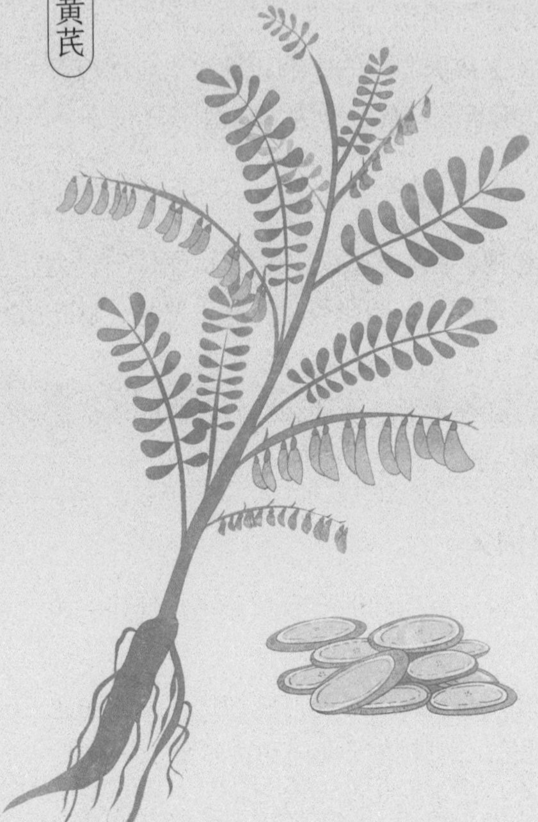

痰湿瘀寒是怎样侵入身体的

百病皆因痰作祟，养生防病先去痰

中医有“顽痰怪症”“怪病责之于痰”“痰生百病”“百病皆为痰作祟”等说法，许多奇奇怪怪的病可能都与痰有关。

中医眼中的痰

中医学认为，痰可分为“有形之痰”和“无形之痰”两种。其中，“有形之痰”也称为“外痰”，即肺部和支气管分泌出来的黏液，就是我们平常咳嗽时吐出的痰。

“无形之痰”则广泛存在于身体的各个组织、脏器、经络、血液之内，肉眼看不到。当人体脏腑阴阳失调，加上致病因素的影响，导致气血津液等停滞，水液无法运化，凝结成黏稠状、有害的液体，即为“痰湿”。

“无形之痰”更可怕

“无形之痰”看不见，很容易被忽视，但它们如果长期留伏在体内，会成为很多疾病的诱因。比如痰湿积聚在胃部，可能会引起胃胀、恶心、呕吐等不适；积聚在心脑，可能会引发心悸气短、心神失常、精神错乱等。

同时，“痰随气行，无处不到”，这种无形之痰还会随着气血的运行，在全身上下流窜，影响血脉经络和五脏六腑，引发各种疾病。

痰的形成与脾、肺、肾密切相关

中医认为，痰湿的产生与脾、肺、肾三脏的功能有密切关系，且其中尤以脾的功能最为重要。

脾为生痰之源：脾主运化，人体摄入的营养都是通过脾的运化功能输送至五脏六腑、四肢。脾的运化功能健旺，则脏腑气血充和；若脾的运化功能不健，则营养物质不能运送到全身，代谢废物不能运送出去，易与体内水液混合凝聚成痰。

肺为贮痰之器：肺的生理功能以“宣发”和“肃降”为主，掌管体内的气与水液调控。同时，“肺为娇脏”，易受环境中外邪的侵害，造成“肺气不宣”（喘、咳、闷、胀、堵塞感等）和“肺失肃降”（气逆、咳、呕等）的病理现象。肺失宣降，则津液输布失常，就会聚集而生痰。

肾为生痰之本：肾为水脏， 主津液，负责体内津液的输布、排泄以及代谢的平衡，特别是在尿液的生成和排泄中，肾的蒸腾气化作用很关键。若肾虚不能制水，体内水液泛滥则易形成痰。

体内痰湿过盛，容易导致冠心病、高血压、血脂异常、糖尿病等。此外，痰湿还易造成瘀血，二者结合，易产生肿块、炎性包块等，甚至演变成肿瘤，危及生命。

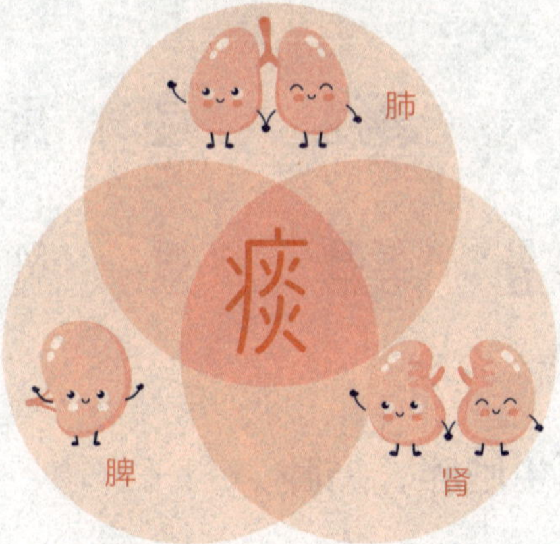

杨力中医课堂

肉吃多了，会生痰吗

“肉生痰”，并不是说肉吃多了，人就容易咳嗽生痰，而是指过多食用肉类，易导致人体内津液代谢失常，导致痰浊的产生。

因为肉类中含有大量的脂肪，人体摄入过量，会给脾胃、肺及其他器官造成负担，影响其功能，导致身体水液代谢失衡，血液中的脂肪和黏稠度就会随之升高，从中医角度来说，这是痰瘀互结、湿邪内生的表现，也即“肉生痰”的外在反映。

再加上现代社会中的猪肉、鸡肉、鱼肉等大多是在养殖场用饲料养大的，如果制作过程中再添加一些有害健康的添加剂，带给身体的伤害会更大。因此，建议大家适量吃肉，多吃素，预防痰浊内生。

湿最伤阳气，减体重、防大病先除湿

湿在人体内滞留，很容易损伤气血。中医有一句话总结湿邪："千寒易除，一湿难祛。湿性黏浊，如油入面。"说明湿邪因其黏浊的性质，不容易治疗。

湿气总喜欢与别的邪气"狼狈为奸"

湿气遇寒则成为寒湿，会阻碍阳气运行，使血流不畅、肌肉疼痛、关节痉挛等；湿气遇热则为湿热，会直接或间接导致很多疾病，范围涉及身体的十二经脉和全身四肢；湿气遇暑则为暑湿，容易使人的脾胃受伤，引发呕吐、腹泻等症状；湿气遇风则成为风湿，常会引起手足关节疼痛等慢性疾病，短时间内很难治好。

湿 + 寒 = 寒湿	湿 + 热 = 湿热
湿 + 暑 = 暑湿	湿 + 风 = 风湿

湿性重浊，易生肥胖、癌肿

湿邪是"六淫"邪气中最"重"的，当身体为湿邪所缠，人会感觉头身困重，头像裹着什么东西似的，正如《黄帝内经》说的"因于湿，首如裹"。湿邪为病，常常表现为排泄物和分泌物等秽浊不清，即为湿性之"浊"。若湿邪在头部，则脸上易出油，舌苔厚腻；若湿邪在皮肤上，则易患湿疹；湿邪在中焦脾胃，容易导致身体肥胖；若湿邪在下焦（肠道和生殖器官等），则容易出现小便混浊，或大便溏泄等症状，女性还易出现带下黏稠、腥秽等不适。

中医认为"阳化气，阴成形"，湿邪为阴邪，滞留人体日久，容易滋生癌瘤肿块。因此，减体重、防大病，祛湿很关键。

瘀不仅影响气色，还是结节、肿瘤的导火索

中医认为，人体内的气血是在不断流通的，当人体虚弱免疫力下降时，寒邪容易入侵聚集成瘀，堵塞经络血管，导致气血瘀堵。轻者影响气色，导致面色晦暗、生疮长痘等，引发身体局部红肿、疼痛、出血等；重者会阻碍人体新陈代谢功能，诱发结节、肿块，甚至发生癌变。

容易诱发瘀的两大因素：阳虚、气滞

人体产生瘀血的两个因素：一是阳虚，阳虚生内寒，寒则血脉凝滞，导致血瘀；二是气滞，气不顺畅，不能推动血液运行，导致血瘀。

瘀对人体有哪些危害

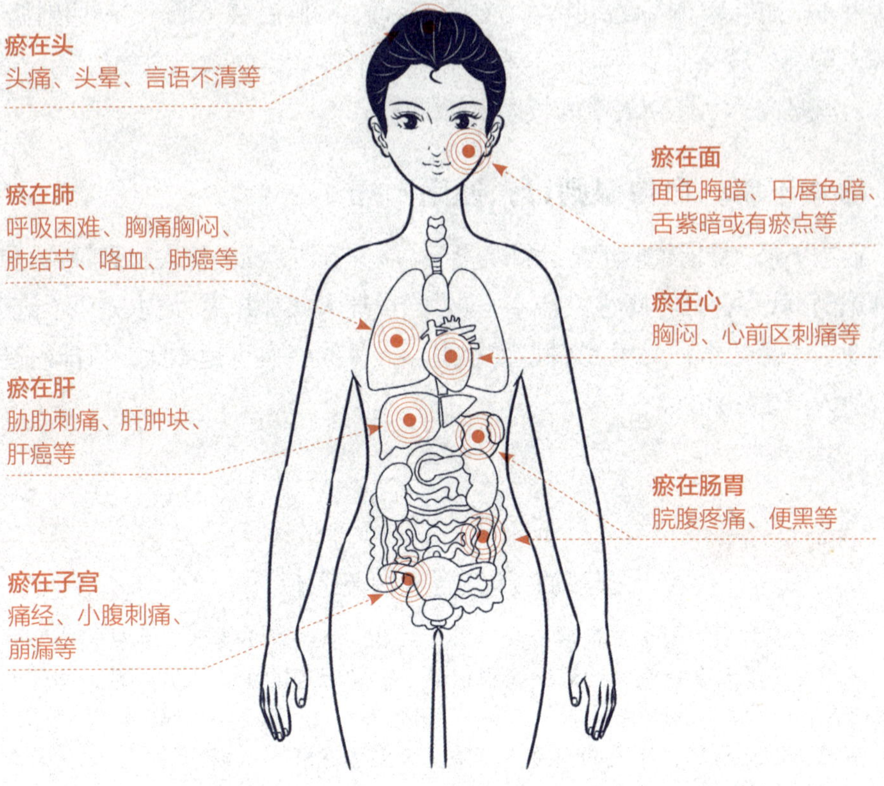

寒使周身气血瘀滞，浑身疼痛不自在

人体内的气血运行就像河流一样，需要适宜的温度。温度过低，河流会冰封；温度过高，水分会蒸发。只有温度适宜， 才能正常运行。所以《黄帝内经·素问·调经论》中说："血气者，喜温而恶寒，寒则泣不能流，温则消而去之。"

人的体温是恒定的，在正常范围内，气血运行顺畅，各项功能正常。当温度过高或者过低时，气血运行和脏腑功能都会受到影响。

起鸡皮疙瘩是因为皮肤受寒收缩

寒主收引，最形象的例子，就是生活中受了寒会浑身起鸡皮疙瘩，这就是体表肌肤收缩的结果。寒冷时起鸡皮疙瘩有利于缩小毛孔，减少热量散出。

如果寒邪侵入人体内部，经脉筋络也会随之收缩，所以在冷天人会冻得手脚麻木。如果寒邪入侵血脉，血液就会凝滞，经脉就会不通。"不通则痛"，身体某些部位就会出现疼痛感。有时膝盖受寒疼痛，做做热敷痛感会减轻或消失，就是因为高温使凝滞的气血重新流动起来。

流水不腐，血得温则行，通则不痛

通则不痛，是指气血正常运行至全身，濡养五脏六腑，使人感到精力充沛，精神饱满，就不会有疼痛感。"流水不腐"的道理大家都知道，河水如果不流动，就会变成一潭死水， 滋生细菌散发恶臭。人体的气血也是如此，气滞血瘀日久会使人产生疼痛感。

杨力中医课堂

炎热的夏天，当心寒邪入侵

很多人以为只有冬天才需要提防寒邪，其实，在炎热的夏天，也要当心寒邪入侵。有些人在夏天会将空调的温度调得很低，再加上穿的少，肌肤外露，寒邪便悄悄地侵入了。

寒邪会损耗阳气，让人的免疫力下降。等到了寒邪"主场"的冬天，人就容易感冒、咳嗽，甚至出现颈椎病、痛经等毛病，这都是夏天过度吹空调惹的祸。

寒和瘀长期滞留体内，可能会被癌症盯上

中医认为，虚则寒，寒则湿，湿则凝，凝则瘀，瘀则堵，堵则瘤，瘤则癌。意思是说，体质虚弱的人，阳气不振，难以祛除寒邪，进而湿气入侵，以致血运不畅。尤其是久坐不动的上班族，很容易出现寒和瘀，寒气引起气血瘀滞，久则形成有形的肿块，可能发展为肿瘤。

虚则寒

“虚”的表现有经常觉得累、疲劳、犯困、没有精神等。导致虚的最常见原因是生活习惯不好与工作压力大，比如经常熬夜、经常超负荷工作、情绪不好，都容易让身体疲劳，免疫力下降，体虚则寒生。

体虚的人如果平时不注重保暖，经常吹空调、冲凉水澡，就容易受寒。“寒”的表现是怕冷、怕吹空调、晚上睡觉感觉冷等。

寒则湿

当身体寒气越来越重时，一旦有了湿气就很难被代谢掉。身体湿气重的人，就像下雨天穿湿衣服，感觉很不舒服。

湿则凝

当体内寒湿气时间过长，身体就容易出现“凝”的现象，表现为循环和代谢变慢，身体容易酸痛、不舒服。

凝则瘀

凝的状态如果长期得不到改善，就会渐渐发展成瘀。

瘀则堵

瘀的时间长了，易出现阻塞，身体会出现酸痛、麻木、胀痛等症状。

堵则瘤

瘀堵日久，身体就容易生肿块、长瘤。

瘤则癌

如果肿瘤发展成癌症，说明全身经络已经严重瘀堵，会出现各种不适症状。

杨力中医课堂

身体阳气足，远离寒和瘀

身体阳气充足是避免寒瘀侵扰的关键。补充阳气，可以从日常生活中做起：第一，卯时，即早上的5~7点，人体阳气生发旺盛，适合进行运动，长期坚持可提升阳气（冬天可以选择室内锻炼）；第二，睡前泡脚能帮助人体补充阳气，还能促进血液循环，增强免疫力；第三，早上醒来可以用手指从额头到颈后反复梳头50次，让头部血液循环通畅，头为诸阳之会，有利于阳气的生发；第四，阳光充足的天气，可以在户外晒30分钟左右的太阳，以晒后背为主，能有效促进体内阳气的生发。

痰湿瘀寒伤身有警示，读懂身体的求救信号

看体型：痰湿体质偏肥胖

中医有“胖人多痰湿”的说法，因此，痰湿体质的人大多体型偏胖。

痰湿体质的体型特点

痰湿体质以体型肥胖，腹部肥满松软，肉如棉絮、软塌塌为特征。

痰湿体质为何多肥胖

痰湿体质因为长期过量饮食肥甘厚腻（泛指口味重、油腻的饭菜），以致脾胃损伤，不能运化水谷精微及水湿，使湿聚生痰，体型渐胖。所以，痰湿型胖人减肥首先要将体内的痰湿祛除。

陈皮赤豆饮 改善痰湿肥胖

源自 《中医食疗学》

材料 赤小豆 50 克，陈皮 5 克。

做法

1. 先将赤小豆和陈皮洗净，再用清水浸泡 30 分钟。
2. 将赤小豆放入锅中，加水适量，大火煮沸 30 分钟后，加入陈皮继续煮 10 分钟即可。

中药小档案

药名·赤小豆
性味·性平，味甘、酸
归经·归心、小肠经
功效·健脾利湿，解毒消肿

药名·陈皮
性味·性温，味辛、苦
归经·归脾、肺经
功效·理气健脾，燥湿化痰

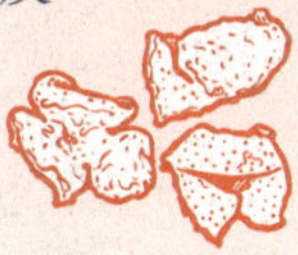

看面色：面色暗黄

中国人本身是黄皮肤，正常健康的皮肤应该是“红黄隐隐，明润含蓄”。如果面部呈现暗黄色，有一种发灰不干净的感觉，就是病态的表现。

湿热重者有“三黄”

湿热内蕴，熏蒸肝胆，胆汁不循常道而外溢，可导致面色发黄；湿气犯脾，导致脾胃运化失常，气血生化不足，不能上荣于面，也会使面色失去光泽而发黄。

一般来说，湿热重的人有“三黄”：一是面色暗黄；二是舌苔黄腻；三是小便黄赤。如果平时不注重调理，湿热积聚日久，可能变生出许多疾病，诸如肝胆、胃肠道问题等。

宜吃些清热化湿的食物

湿热体质的人，宜吃一些清热化湿的食物，如薏米、莲子、茯苓、鲤鱼、冬瓜、丝瓜、苦瓜、苋菜等。

中药小档案

药名·苋菜
性味·性微寒，味甘
归经·归小肠、大肠经
功效·清热利湿，凉血止血

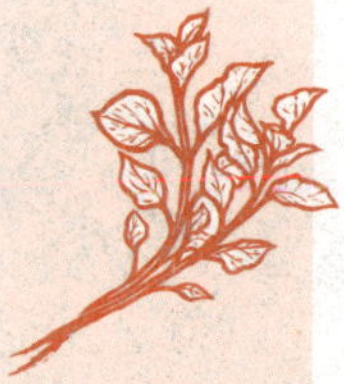

苋菜粥 清热利湿，改善面色

源自 《老老恒言》

材料 苋菜、大米各100克。

调料 盐2克。

做法

1. 将苋菜洗净，切段备用；大米洗净，浸泡30分钟。
2. 先将大米煮粥，待粥快熟时调入苋菜、盐，煮至粥熟即可。

看头发：头发油腻

头发油腻的人，天天洗头天天油，用各种去油的洗发水也不起作用，很令人苦恼。这恼人的头油是从哪里来的呢？

头发油腻，并不是头发本身的事

中医认为，头发油腻是因全身的阴阳气血平衡失调导致的。简单来说，脾胃湿热是导致头发油腻的罪魁祸首。

湿热合邪，如油入面，所以头发油腻的人常伴有皮脂分泌过旺、皮脂外溢及皮肤油腻等表现。

改变生活习惯，改善头发油腻

脾胃湿热引起的头发油腻者，要改变饮食习惯，少食肥腻之品，改为清淡饮食。长期坚持，头发油腻的现象会减轻。有熬夜习惯的人，应及早改正，在夜晚 11 点前入睡，也会对头油有改善作用。

丝瓜鲫鱼汤　祛湿热，改善头发油腻

源自　《中医食疗学》

材料　鲫鱼 1 条（约 500 克），丝瓜 250 克。

调料　盐 3 克。

做法

1. 丝瓜去皮洗净，切段备用；鲫鱼治净，两面打花刀。
2. 锅内放适量油，将鲫鱼放锅中略煎。加盐和适量水，小火炖至汤成乳白色，放入丝瓜段，煮至丝瓜熟即可。

看口唇：唇色青紫

健康状态下的嘴唇应该呈现淡红色、圆润饱满、有光泽，不会出现开裂、溃疡、疱疹等症状。如果嘴唇呈现青紫色，就要引起重视。

嘴唇颜色青紫透露的健康信号

嘴唇颜色青紫，面色晦暗，舌下静脉粗露，舌暗有瘀点或片状瘀斑，为瘀血内阻的表现。这种类型的人通常心脏也不是很好，往往伴有心烦胸闷、身体疼痛、失眠多梦等症状。

食物+代茶饮，活血通脉

常吃一些活血通脉的食物，如糙米、黑米、茄子、洋葱等；也可以喝疏肝理气、活血化瘀的茶饮，如玫瑰花绿茶、三七花茶、山楂茶等。

桃仁粥　活血化瘀，通脉止痛

源自　《太平圣惠方》

材料　桃仁 10 克，大米 60 克。

做法

1. 将桃仁捣烂成泥，加水研汁，去渣。
2. 用桃仁汁煮大米为稀粥即可。

中药小档案

药名・桃仁

性味・性平，味苦、甘

归经・归心、肝、大肠经

功效・活血祛瘀，润肠通便

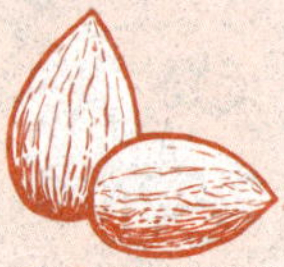

看舌头：舌苔厚腻，伴有口气重

舌质、舌苔可以反映我们的身体状况。每天刷牙前可以抽出几秒钟，对着镜子看看自己的舌头，判断一下自己的健康状况。

舌苔厚腻、口有异味，湿热伤脾胃

身体出现湿热时，舌头多表现为厚腻苔，同时伴口有异味，这是脾有湿浊的信号。如果舌苔很粗糙，或者很厚、发黄而腻，这说明体内有湿热；如果舌头赤红无苔，说明体内热盛。

吃些利湿蔬菜

适当吃一些芳香的蔬菜，如荆芥、藿香等，但也不能吃得太多，可以当作配菜吃，有助于清除湿气。另外，黄豆芽、绿豆芽、冬瓜、扁豆等蔬菜可以作为主菜，帮助利湿。

喝些健脾祛湿粥

去除体内湿热，喝粥也是很好的选择。用绿豆、茯苓、白术、薏米、赤小豆等煮粥，可以健脾祛湿。

薏米绿豆粥 清热利湿

源自 《中医食疗学》

材料 薏米50克，绿豆20克，薄荷（干品）3克。

调料 冰糖适量。

做法

1. 将薏米、绿豆洗净后，用清水浸泡1小时；薄荷洗净。
2. 锅中加适量水，放入薄荷轻煎，去渣取汁；再将薏米和绿豆放入薄荷水中，大火煮沸后，转小火熬煮成粥即可。

看大便：大便溏泄、不成形

中医认为，寒湿作为一种致病因素，容易阻遏气机运行，损伤阳气。所以当身体为寒湿所困，就会出现困倦头昏、身体发沉、四肢酸重、食欲缺乏、大便溏泄不成形等症状。

大便溏泄、不成形，是体内有寒湿的表现

寒湿内困，容易使脾肾阳气受损，主要表现为畏寒肢冷、腹痛腹泻、大便不成形、周身浮肿等症状。调理应以温阳散寒、健脾祛湿为主。

不吃生冷油腻食物，适当吃健脾食物

饮食上不要吃生冷油腻食物，不过度饮食，适当吃些健脾的食物，比如山药、小米、莲子、桂圆、陈皮、芡实、白扁豆等，可以煮粥食用。如果脾虚湿困的症状较为明显，可以遵从医嘱服用参苓白术散等中成药来温阳健脾、祛寒化湿。

芡实粥　健脾祛湿，止泻

源自　《老老恒言》

材料　芡实10克，糯米100克。

调料　蜂蜜适量。

做法

1. 糯米洗净，加水浸泡20分钟，大火煮开，改小火煮40分钟。
2. 芡实洗净，泡软，加入粥内同煮至熟软，加入蜂蜜调味，搅匀后盛出即可。

中药小档案

药名·芡实

性味·性平，味甘、涩

归经·归脾、肾经

功效·益精固肾，健脾止泻

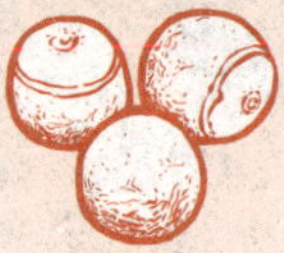

看身体状态：酸乏无力、慵懒不好动、嗜睡

长时间久坐的人群，易出现不想动、浑身无力、昏昏欲睡的状态，多是因为缺乏运动，脾胃功能变差，体内水湿难以运化，致使水湿内停积聚，产生痰湿。

经常犯困想睡觉，原来是痰湿在作祟

身体酸乏无力，慵懒不好动，容易疲惫困倦，白天嗜睡，夜晚睡眠不实，睡觉时容易打鼾，都是体内有痰湿的表现。

体内有痰湿，一定要高度重视

体内有痰湿，会造成血液中胆固醇、甘油三酯和血糖指数增高。有研究表明，痰湿体质还存在患动脉粥样硬化的风险。因此，体内有痰湿，一定要高度重视。

山药搭配半夏一起煮粥，燥湿化痰效果好

山药（又名薯蓣），性平味甘，不燥不腻，能补脾、肺、肾三脏之气，可用于调理肺、脾、肾气虚诸证。半夏辛温，可燥湿化痰、降逆止呕，善治脏腑之湿痰及胃气上逆之呕吐。白糖清热生津，三者一起煮粥，有健脾益胃、燥湿化痰的功效。

薯蓣半夏粥 健脾益胃，燥湿化痰

源自 《医学衷中参西录》

材料 山药30克，半夏15克。

调料 白糖适量。

做法

1. 山药研成细末；半夏用温水浸泡、洗净，加水煎煮30分钟，取汁250毫升。
2. 将半夏汁倒入山药末中拌匀，加清水煮3~5分钟，加白糖调味即可。

察体感：四肢冰凉，肌肉酸痛

风邪与湿气结合侵入身体，多表现为身体游走性疼痛、关节肌肉疼痛、全身困乏、畏寒怕冷等症状。风湿体质形成的主要原因分为外因和内因。其中，外因主要是长时间接触湿冷空气，使风湿外邪侵入人体而造成慢性损伤，加上日常不良的饮食作息习惯，导致身体免疫功能紊乱。而内因主要是先天遗传因素。

关节红肿胀痛，是风湿的显著特点

风湿邪气侵入人体，首先是皮肤、肌肉关节，继而侵犯内脏，引发各种疾病。比较明显且常见的症状是关节红肿疼痛，肌肉酸痛，关节僵硬或呈畸形状态，此外还有手、脚、膝、腰部、后背疼痛麻木等。

用鳝鱼炖汤，可补肝脾、除风湿

中医认为鳝鱼性温味甘，具有补中益气、补肝脾、除风湿、强筋骨等作用。鳝鱼加黄酒一起炖汤，对于气血不足、心悸气短、头晕眼花、肢体酸痛、腰腿无力等症状能起到一定的调理作用。

鳝鱼汤　祛风散寒，除湿通络

源自　《中医食疗学》

材料　鳝鱼 200 克，黄酒 2 匙。

调料　生姜 3 片，葱白 2 段。

做法

1. 将鳝鱼洗净后取肉切丝，和生姜、葱白、黄酒一起放入锅中。
2. 加水适量炖汤，佐餐服用。

PART 2

健脾、养肺、疏肝、补阳气，痰湿瘀寒无处藏身

茯苓

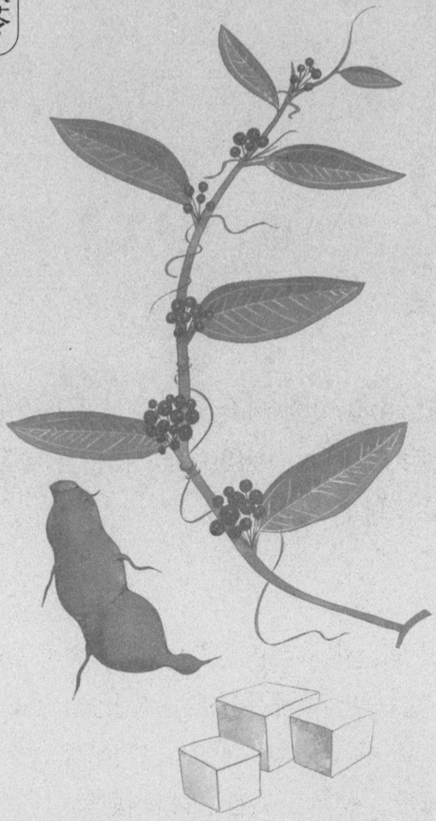

脾虚湿气生，
健脾是祛湿的有力武器

脾主运化，健脾是祛湿的关键

中医学认为，脾主运化，若运化功能失常，水液停聚，内湿则生。《黄帝内经·素问》提到“诸湿肿满，皆属于脾”，因此，水湿内停，水肿胀满都与脾有关，祛湿首先要健脾。

脾就像搬运工，主运化

脾主运化，将人们吃的水谷消化、吸收，运化成精微物质，再输送至身体各处，营养全身。

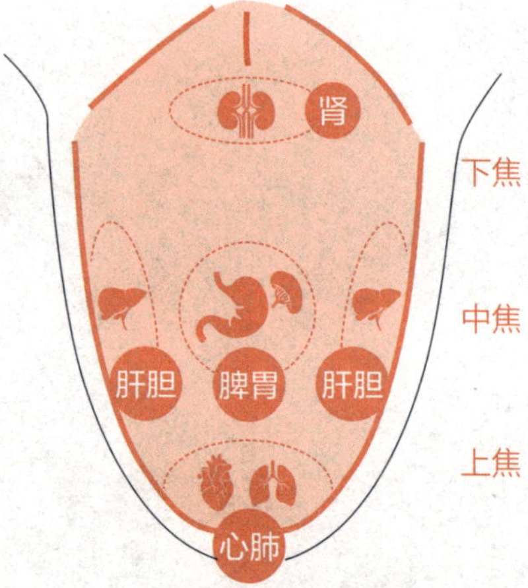

脾就像一个搬运工，运化功能正常，则津液输布有序；一旦“罢工”，出现输布障碍，被搬运的津液停滞，凝聚在体内，就会生成湿邪。脾位于中焦，是全身水液运化的枢纽，脾气健运可以使津液上腾下达，升降得当；脾失健运，上焦受影响会出现头目昏沉、神疲困乏、咳嗽咳痰等，中焦受影响会导致食欲不振、腹胀腹满、便溏黏腻等，下焦受影响则出现下肢水肿、小便不利、白带异常等。可见，脾气健运很重要，健脾养脾是燥湿、利水、消痰的关键。

温脾阳、健脾气，能化湿

阳气具有推动、温煦、发散的作用，是运化水湿的原动力。日常可以通过运动提升阳气，同时注重饮食调理，多吃一些补益脾胃的食物，比如山药、南瓜、玉米、红薯、胡萝卜、香菇、桃、红枣、花生、鸡肉、牛肉等。少吃性寒凉、味厚滋腻的食物，比如苦瓜、海带、螃蟹、蛋糕、冰激凌等。

祛湿先补虚，身体不虚更易除湿

中医学认为，健康就是气血阴阳处于平衡的状态。当平衡被打破，身体虚弱，病邪就会找上门，即所谓“乘虚而入”。

体虚湿盛，调补气血最有用

气血对于维持生命活动十分重要，在《黄帝内经·素问·调经论》中提到“人之所有者，血与气耳”。气血之间相互转化，相互依存。气血充沛、畅达，阴阳协调，则脏腑得养，百病不生；气血亏损、不通，阴阳失调，则脏腑失养，百病丛生。

如果身体虚弱，体内的湿气和其他代谢“垃圾”运化不顺畅，湿邪会停滞在身体里，因湿性重浊黏滞的特性，会阻塞气血运行，使其不能发挥濡养作用，导致身体变得更虚弱，形成恶性循环。这时，一味地祛湿，症状可能有所缓解，但无法从根本上解决问题。因此，要先补体内气血，气血充盈后，可以增强脾胃功能，提高气血推动力，“清扫”湿邪，做到标本兼治。

养脾是补虚的“重头戏”

中医学认为，脾为气血生化之源。通过饮食获得的营养物质依赖脾的运化功能，最终化生成气血，营养五脏六腑、四肢百骸。因此，养脾是补虚的重中之重。脾胃健运，身体得到充足的能量，才能将湿邪排出体外。

补脾三法宝

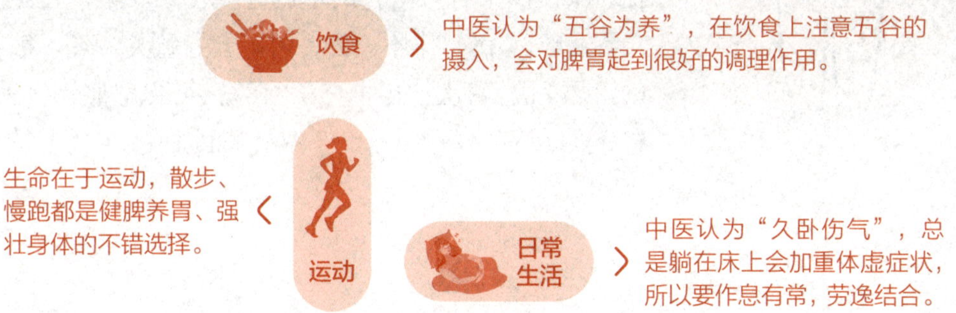

用好三大“排湿口”，祛湿事半功倍

人体有三大“排湿口”，找到并善用它们，对排出身体湿气可以起到事半功倍的效果。

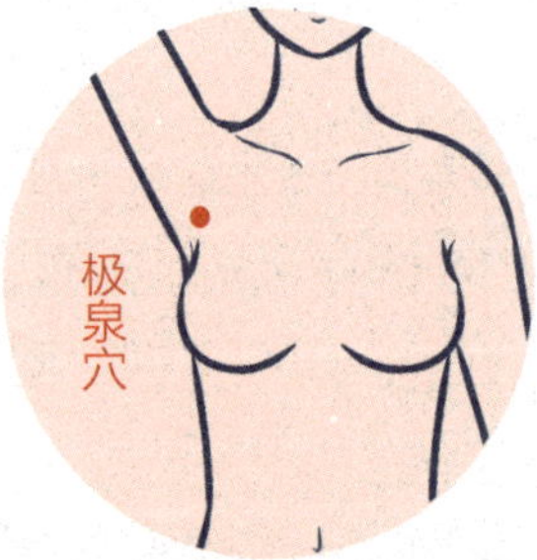

第一个排湿口：腋窝

腋窝是人体重要的保健区，这里有许多汗腺及淋巴组织，还担负着输送血液的任务。位于此区域的极泉穴是心经的重要穴位，经常按揉腋窝，可提高身体代谢能力，起到理气活血、通经活络的作用。

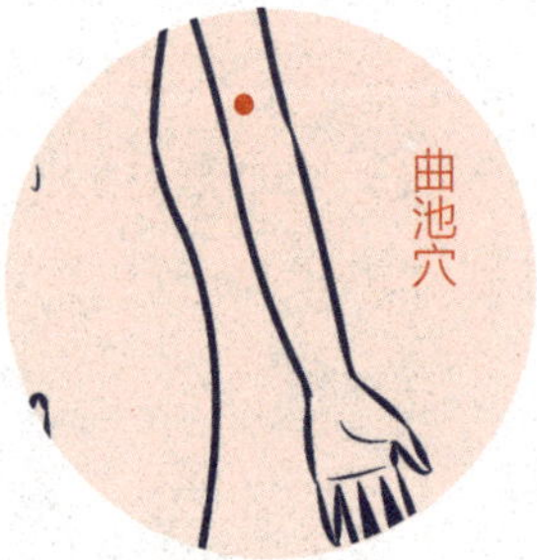

第二个排湿口：肘窝

肘关节活动较为频繁，此区域的曲池穴是经脉气血容易瘀滞的地方。经常推拿按揉，有助于调节人体的消化系统、血液循环系统、内分泌系统。每周1次，连续按摩5~10分钟，以酸胀为度，有助于排出湿邪。

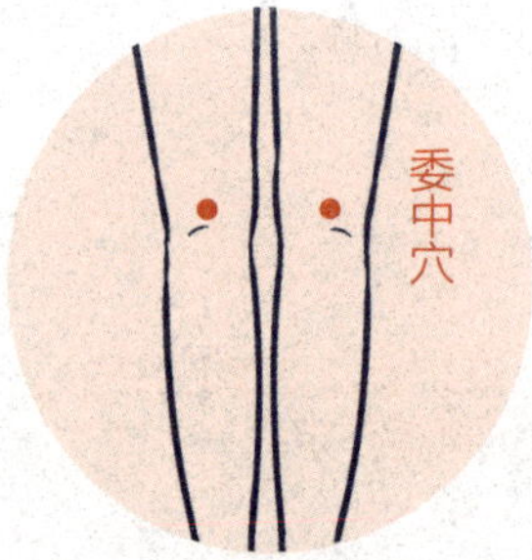

第三个排湿口：膝窝

膀胱经是人体最大的排毒祛湿通道，位于膝窝中心的委中穴是这个通道上的一个“排污口”，膀胱经膝盖以下各穴上行的水湿之气在此聚集，若此穴不通畅，湿气排不出去，可能会导致关节炎。每1~2周1次，每次按揉拍打5~10分钟，以酸胀为度，有分清降浊的作用，有助于湿气顺利排出。

避免过度思虑伤脾胃，引湿邪上身

当人忧思焦虑、情绪低落时，常常“茶不思，饭不想”，影响胃口，这是因为脾胃功能与人的情志活动密切相关。

思虑过多会伤脾

中医学认为，脾在志为思，思指思虑、思考。如果思虑过度，就会损伤脾。我们吃完饭后，气血都往脾胃走，帮助消化，如果此时气血都聚于脑部以供思考，不走脾胃，长此以往，脾胃功能就会受到影响，出现消化不良、食欲不振、脘痞腹痛、嗳气等症状。如果气机疏泄失常，气滞血瘀，会进一步发展成湿邪之病，如呕吐、泄泻、痢疾等。现代医学也认为，思虑过多会引起消化不良，甚至引起胃溃疡。

因此，平常要多注意自己的情绪，在工作、生活中不要过度思虑。否则，影响健康，得不偿失。

学会放松心情

脾胃是身体的“情绪器官”，忧思不安、闷闷不乐、经常焦虑都会直接反映到脾胃，影响身心健康。当大家感到压抑时，可以去拥抱自然，去公园、森林、海边散步，感受清新的空气，有助于抚平焦躁，唤醒内心的愉悦。保持平常心，有负面情绪要懂得及时宣泄，好心情是健康长寿的重要条件。

杨力中医课堂

掐掐腋窝缓解郁闷

在中医理论中，心包经、心经两条经络都经过腋窝，经常按摩或拍打能够起到疏通气机、除烦安神的功效。当心情烦闷的时候，可以掐掐自己的腋窝，帮助放松心情、平和心境。

陈皮当调料，常食脾胃安

说到陈皮，大家都很熟悉，许多人在煮汤、做菜时，喜欢随手放上几片陈皮，不仅去腥解腻，还能提味。其实，陈皮的作用不仅限于此，它除湿化痰的功效也很明显。

大医在调理脾胃时，都喜欢用陈皮

中医认为，陈皮性温，味辛、苦，归脾、肺经，具有理气健脾、燥湿化痰等功效，消化不良、胃部胀满、咳嗽痰多都可以用陈皮来调理。历代名医在调理脾胃时，也喜欢用陈皮，不少名方中都有陈皮的影子，比如“二陈汤”“陈皮半夏汤”等，主药都是陈皮。汪昂在《医方集解》中说陈皮具有调和脾胃、导滞消痰、宣通五脏、理气燥湿等功效。

用陈皮和茯苓、大米一起煮粥，可调理胸腹胀满、食欲不振、消化不良、恶心呕吐、咳嗽痰多等病症。

为什么说陈皮“陈久者良”

历代中医用陈皮都有“陈久者良”的说法。意思是陈皮储藏的时间越久，燥湿化痰、理气的功效越好。因为陈皮储藏的时间太短，其燥烈之性较强，经过多年储藏之后，其燥烈的性质逐渐消失，才能成为不烈不燥、气味纯正浓郁的上等陈皮。

中药小档案

药名·茯苓
性味·性平，味甘、淡
归经·归心、脾、肺、肾经
功效·渗湿利水，健脾安神

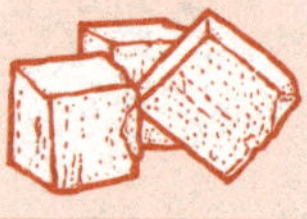

陈皮茯苓粥 祛湿健脾，化痰

源自 《中医食疗学》

材料 陈皮、茯苓各10克，大米100克。

做法

1. 将材料洗净，茯苓研成粉末，陈皮包入纱布袋中。
2. 大米淘洗干净，与药袋一同放入锅中，加水适量煮粥，待粥煮至半熟时，取出药袋，加入茯苓粉，一边加一边搅拌，继续煮至粥熟即可。

八段锦一招鲜：调理脾胃须单举

八段锦起源于宋代，在明、清两代逐渐发展，是一种调理气血、协调阴阳、畅通经脉、灵活筋骨的运动。其功法分为八节，故称八段，分别为“两手托天理三焦，左右开弓似射雕，调理脾胃须单举，五劳七伤往后瞧，摇头摆尾去心火，双手攀足固肾腰，攒拳怒目增气力，背后七颠百病消”。其中，“调理脾胃须单举”是针对中焦（指脾胃）的锻炼，经常练习有助于脾胃的气机升降、气血调畅，对慢性胃炎、消化性溃疡、脾肿大等疾病有一定的预防作用。

［方法］

1. 全身放松，自然站立，两脚分开与肩同宽，两臂在体侧自然下垂。
2. 左手翻掌从左侧朝上举，举到头顶上，掌心朝上，指尖向右，同时右手朝下移，移到腰间。
3. 接着左掌尽力朝上托，右手掌心朝下，指尖向前，用力下按。
4. 然后左手从体侧放下，掌心朝下，右手从体侧上举，举到头顶，掌心朝上，指尖向左，右掌用力向上托，左掌用力向下按。

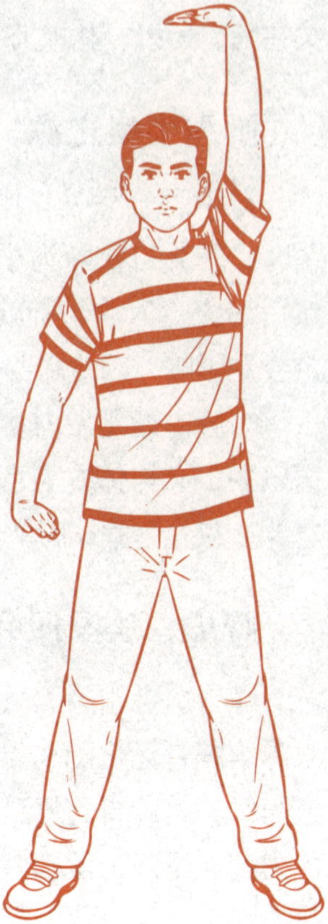

［功效］此段升降并举，有利于调理中焦，健脾利湿。

［注意事项］

1. 练习时身体要放松，心情要平静，做到平衡舒畅、刚柔相济、粗中有细。
2. 练习时注意上举和下按要同时进行，举、按时吸气，交替时呼气。

脾为生痰之源，肺为贮痰之器，脾肺同调能化痰

脾是生痰之源，健脾是除痰利器

说到“痰”很多人都知道跟肺有关，但有时治肺却对化痰效果不佳，病情总是缠绵难愈。这类患者除了痰多咳嗽，还常伴随消化不良、食欲下降、大便黏腻等脾胃虚弱的症状。中医认为，脾是“生痰之源”，出现痰湿的源头在脾，所以，化痰不能只治肺，追本溯源在脾胃。

脾为生痰之源

在中医五行关系中，脾属土，肺属金，脾土生肺金，两者为“母子关系”，脾为母，肺为子。中医认为“虚者补其母，实者泻其子，当先补之，然后泻之。”脾与肺就好比母亲和她肚子里的孩子，母亲身体虚弱，孩子肯定会受影响，因此需要先补脾，再清肺化痰。

当脾虚运化无力，气血津液运行不畅，水液代谢不良，代谢垃圾无法运送出去，会与体内的水液混合，形成痰湿，影响到肺。所以体内长期有痰湿之邪，应先健脾，脾的生理功能恢复，就不会产生痰浊了。

脾虚，痰湿便会长驱直入

脾胃虚会引起卫气不足，免疫力下降，人就容易生病。中医认为，卫气来源于脾胃运化的水谷精微之气，靠肺宣发于肌表，是人体抵御外邪的第一道防线。若脾胃之气衰弱，则卫气不足，人体的呼吸道防御功能和免疫调节能力都会下降，湿邪就会入侵，尤其是雨水多的夏季，更要注意养脾，以防痰湿困脾。

肺如同身体里的痰盂，清肺可以化痰

肺就像痰盂，体内的痰湿常积聚于肺，清肺就是把肺中积攒的痰倒一倒，恢复身体的清爽干净。

肺为贮痰之器

中医认为，痰分为无形之痰和有形之痰两种。脾虚生痰，通常是无形之痰；肺热生痰，多为有形之痰。治疗无形之痰在于健脾，而治疗有形之痰在于清肺化痰。

肺的生理功能以“宣发”和“肃降”为主，掌管体内的气与水液调控。肺的宣降功能失职，会造成“肺气不宣”（喘、咳、闷、胀、堵塞感等）和“肺失肃降”（气逆、咳、呕等）的病理现象。此外，肺主通调水道，是疏通、调节体内水液输布、排泄的中心环节，若肺失宣降，则津液输布失常，可能聚集而生痰，导致痰饮蓄积在肺中，出现咳痰、咳嗽、胸闷等症状。

类型	症状	方法
热痰	痰黄黏稠、发热口渴、舌红苔黄	清热化痰
寒痰	痰白清稀、恶寒肢冷、苔白腻	散寒祛痰
燥痰	痰少难咳、口干咽燥、舌面有裂纹	滋阴润燥
湿痰	痰白量多、易于咳出、舌边有齿痕	利湿祛痰

补肺气，清肺痰

肺的宣发和肃降能让浊气向外宣散，清气向内沉降，肺气充足才能把痰排出体外。平常可以多吃一些补益肺气、顺气化痰、清热祛湿的食物，中医认为“白色入肺”，吃些白色的食物有益于保养肺脏，如雪梨、荸荠、山药、藕、白菜、白萝卜、百合、银耳、竹荪等。

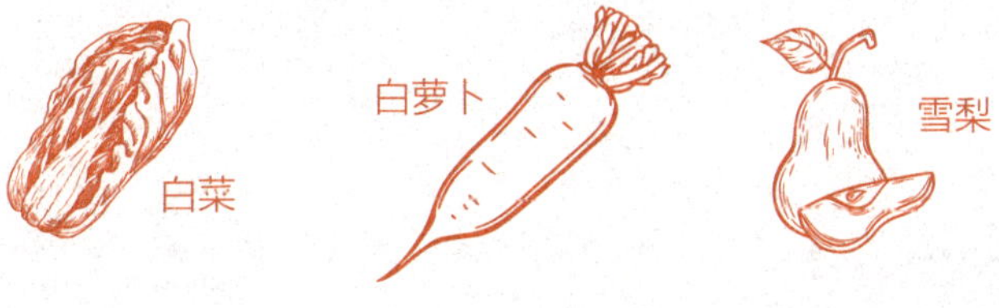

善用茯苓，让“湿无从生，痰无从聚”

茯苓是一种生长在松树根部的真菌，它四季皆宜，能和诸多药物配伍，治疗寒、温、风、湿都能发挥其独特的功效，在《神农本草经》中，也将茯苓列为上品。

茯苓健脾渗湿功效强

中医认为，茯苓性平，味甘、淡，归心、肺、脾、肾经，可以健脾渗湿、化痰消肿、宁心安神。《世补斋医书》曰“茯苓一味，为治痰主药。痰之本，水也。茯苓可以行水。痰之动，湿也。茯苓可以行湿。”说明茯苓行水利湿的作用显著，适用于水肿尿少、痰饮眩悸等症。现代研究也发现，茯苓可以帮助肾炎水肿患者排出尿液，不仅能减轻水肿，还能控血糖。凡水肿者，无论寒热虚实，都可以用茯苓调理。

茯苓粥能祛痰湿

茯苓粥能健脾和胃、祛湿化痰。大米有补中益气、调和五脏之效，茯苓与大米同煮成粥，其健脾胃、化痰湿的作用更佳，对于脾虚湿盛导致的头身困重、神疲乏力、肢体浮肿、腹胀便溏、面色萎黄、舌有齿痕等症状有一定的改善效果。

茯苓粥　健脾利水，祛湿化痰

源自　《仁斋直指方》

材料　茯苓 10 克，大米 100 克。

调料　白糖适量。

做法

1. 茯苓洗净，研磨成细粉；大米洗净，浸泡 1 小时。
2. 锅中加适量清水，放入大米、茯苓粉同煮，煮至米烂粥稠，调入白糖搅拌均匀即可。

白术，健脾燥湿的佳品

白术，又名山姜、山蓟等，被历代医家奉为“健脾消谷第一要药”，是调养脾胃、祛湿除燥的佳品。

白术能健脾胃，除湿邪

中医认为，白术性温，味甘、苦，归脾、胃经，有健脾燥湿、益气养胃、止汗安胎的作用，尤其适合脾胃虚弱、不思饮食、肢倦乏力、消化不良、腹胀腹泻、黄疸湿痹、小便不利、水肿、痰饮、自汗等患者。《医学启源》曾记载白术“除湿益燥，和中益气，温中，去脾胃中湿，除胃热，强脾胃，进饮食，止渴，安胎”。可见，白术有很好的祛除脾胃湿邪的作用。

中药小档案

药名·鸡内金

性味·性平，味甘

归经·归脾、胃、小肠、膀胱经

功效·健脾消食，利尿通淋

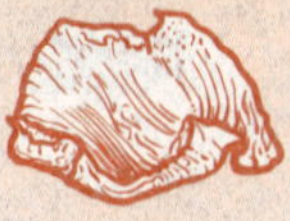

白术搭配不同，各有妙用

白术与猪肚一起炖汤，可以健脾和胃、补中益气；白术与茯苓、黄芪一起泡茶饮用，有利水渗湿、消水肿的作用；白术与山药、板栗煮粥，有温阳健脾、补血的功效。名医张锡纯也有一道以白术为主的美食——益脾饼。

益脾饼　温中健脾，燥湿散寒

源自　《医学衷中参西录》

材料　白术 10 克，红枣 80 克，鸡内金 5 克，干姜 3 克，面粉 300 克。

调料　盐适量。

做法

1. 白术、干姜放入纱布内包好；锅中加入适量水，放入红枣、药袋，大火煮沸，改小火煮 1 小时。
2. 去药袋，留药汁；煮熟的红枣去核，枣肉捣成泥；鸡内金磨成细粉；将面粉、枣肉泥、鸡内金粉、药汁、盐和成面团，将面团分成剂子，压成小饼。
3. 平底锅倒油烧热，将饼煎至两面焦黄即可。

桔梗宣肺气，是祛痰排脓的良品

大家对桔梗花都不陌生，其香气怡人，清幽淡雅，使人心情愉悦、心气畅通。桔梗作为其根茎，能行气通气，是“宣肺祛痰之要药”。

桔梗使肺气通畅

桔梗具有行气宣肺、化痰止咳、消肿排脓的功效。桔梗能帮助肺发挥其宣降的功能，使气机一升一降，循环往复，排出体内脓痰。不过，桔梗虽有宣通肺气的作用，但阴虚火旺、虚热内扰导致的咯血问题不宜使用桔梗。因为阴虚火旺者重在滋阴清热，如果只宣肺气，会使气行上逆，加重咯血的症状，延误病情。

桔梗配甘草，宣肺养脾两不误

桔梗与甘草搭配，不仅宣肺还能健脾，起到“培土生金”的作用，甘草健脾气以助肺气，加强桔梗燥湿化痰、排痈脓的作用。

咽痛失音用桔梗

中医认为，喉为肺之门户，若邪气侵肺，肺气宣降失常会致咽喉疼痛、声音嘶哑，甚至失音，调理可用桔梗，开宣肺气、清喉利咽。

中药小档案

药名·桔梗
性味·性平，味苦、辛
归经·归肺经
功效·宣肺祛痰，利咽排脓

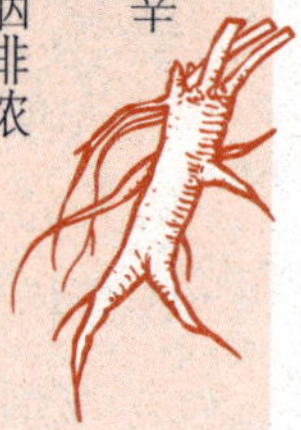

药名·甘草
性味·性平，味甘
归经·归心、肺、脾、胃经
功效·补脾益气，润肺止咳

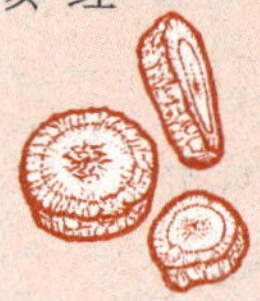

桔梗汤　宣通肺气，化痰排脓

源自　《金匮要略》

材料　桔梗、甘草各10克。

做法

1. 将桔梗、甘草洗净。
2. 砂锅内加适量清水，放入桔梗、甘草，煎服取汁即可。

肝气不疏则气血瘀滞，疏肝活血可化瘀

如何判断自己是不是肝气郁结

判断自己是否有肝气郁结，可以先观察舌头，一般人的舌头是椭圆形，肝气郁结的人舌头多为尖的，而且舌尖和舌边发红。此外，肝气郁结的人还有很多其他症状，以下症状如果有两条相符，同时舌形是尖的，基本就能够判断为肝气郁结。

咽喉部有异物感

总觉得喉咙里有东西，吐不出来，咽不下去，这是“梅核气”，主要是肝气郁结上逆，痰气结于咽喉所致。

胸闷

肝失疏泄，气机不畅，会使胸部感到憋闷，甚至心悸，且乳房和胸胁有胀痛。

容易打嗝

肝气不疏会影响脾胃功能，导致打嗝、呕吐、反酸水、胃口差。

暴躁易怒

肝气不疏的人容易发火、烦躁，缺少耐心，无法控制情绪。

失眠多梦

因为肝气郁结，气血不畅，会影响睡眠质量。

头晕头痛

有时出现头晕目眩或阵发性头晕，有的人还会头痛，多因肝阳上亢、肝郁气滞所致。

口苦咽干

肝气郁结，积热化火，容易肝火犯胃，早晨起床后，嘴里会有明显的苦味。

手脚冰凉

手脚冰凉的原因有阳虚、血虚和血瘀，肝气郁结也会造成手脚冰凉。

大病最善于“欺负”气滞血瘀的人

中医认为“气为血之帅，血为气之母”，即气可以统血，血可以生成气。人体气滞血瘀时，气血不能互养互通，会引起脏腑功能和气血失调，从而导致各种疾病。

气滞血瘀是大病的导火索

当气机郁滞、血行不畅时，代谢废物容易堆积在身体内，久而久之会引发身体不同部位的结节、增生、囊肿。如果不加以控制，放任其继续生长，就会使气血更加亏虚，加速病情恶化。因此，气滞血瘀是大病的导火索，大家一定要重视。

预防大病，从行气活血开始

中医认为，肝藏血，主疏泄。当身体气血出现问题，最先影响的就是肝。如果身体长期处于肝失疏泄、气滞血瘀的状态，那么轻则出现各类结节、良性肿块，重则发展成癌症。因此，行气活血非常重要。

杨力中医课堂

肝气通畅，身体无恙

中医认为“百病生于气”，这里的气指肝气郁滞，肝郁是生气、忧郁导致的。肝在中医里对应春天，肝气的疏通、调达和升发，能让身体如春季般万物复苏，生机盎然。相反，肝气郁结、气机不畅，则会让人百病丛生。很多女性因情绪无法排解，常常肝气不舒，容易引发甲状腺结节、乳腺增生、子宫肌瘤等疾病。大家要记住，肝气通畅才能身体无恙，益寿延年。

玫瑰花茶疏肝气，让糟糕的心情变好

人们常说“心平气和”，如果总是胡思乱想，陷入焦虑的情绪而无法自拔，那么糟糕的心情不仅会影响精神，还会影响身体健康，出现头晕目眩、失眠多梦、胸胀胁痛、口苦咽干等症状。中医认为，这都是肝气郁结导致的，肝气不疏则气滞血瘀，负面情绪更无法排解。在心情不好的时候，不妨来杯玫瑰花茶，有助于疏肝行气，缓解不良情绪。

玫瑰花能让身心舒畅

玫瑰花除了具有观赏性，其药用价值也很高，有行气解郁、调理气血的功效。经常喝玫瑰花茶，可以缓解疲劳，改善因气滞血瘀引起的皮肤粗糙、暗沉，对血瘀引起的痛经、月经不调也有一定的调理作用。

玫瑰花茶 疏肝解郁，行气除烦

源自 民间验方

材料 玫瑰花 5 朵。

调料 蜂蜜适量。

做法

1. 在冲泡前提前温热茶杯，以防花茶的温度下降太快，影响花香的释出。
2. 在杯中放入玫瑰花后加入热水，放置 5 分钟左右，加入蜂蜜，待玫瑰花的香气微微飘出即可。

温馨提示 入药用的玫瑰花，需要在玫瑰含苞未放的时候把花蕾采摘下来，然后迅速烘干，这样才能保留花朵本身的香气，药效才好。泡茶喝的玫瑰花，最好从药店购买。

中药小档案

药名·玫瑰花

性味·性温，味甘、微苦

归经·归肝、脾经

功效·疏肝行气，活血化瘀，调经止痛

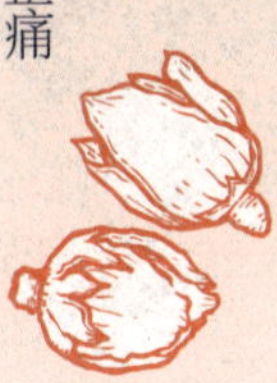

当归炖乌鸡，活血更解郁

日常用食疗来调理肝郁，简单又有效。比如当归和乌鸡一起炖汤，有养肝、活血、解郁的作用。

当归可活血补血

当归是补血活血的良药，其主要功效是补血调经、活血止痛。女性由于孕产、月经等生理特征，很容易血虚，用当归来活血养血，效果很不错。

乌鸡，补肝肾、补血效果好

中医认为，乌鸡性平味甘，有滋阴清热、补肝益肾的功效，尤其适合产妇或者体虚血亏、肝肾不足、脾胃不和的人食用。

当归乌鸡汤 补血活血，养肝解郁

源自 民间验方

材料 当归20克，乌鸡1只。

调料 料酒、盐适量。

做法

1. 乌鸡宰杀，去毛和内脏之后切块，洗净。
2. 乌鸡块入锅，加适量水与料酒，大火煮开5分钟后，关火捞出备用。
3. 将乌鸡块、当归放入砂锅内，加适量水，大火煮沸后转小火，炖至肉质熟烂，加盐调味即可。

中药小档案

药名·当归

性味·性温，味甘、辛

归经·归肝、心、脾经

功效·补血活血，调经止痛，润肠通便

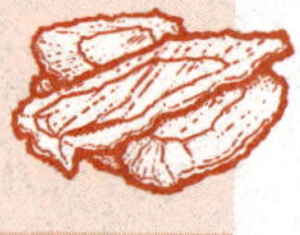

杨力中医课堂

伸懒腰可促进气血调和

中医认为，“气为阳，血为阴”，活动量少，气血运行慢，身体得不到滋养，就会阴阳失调。每天晨起时伸伸懒腰，舒展四肢，可促进气血流通，再配合深呼吸，可以吐故纳新，行气活血，通畅经络关节，振奋精神。气血调和，阴阳自然平衡。

按揉气海和血海，调畅全身气血

对于气血不足引起的面色苍白、浑身乏力、少动懒言等症状，找到身体上的两个穴位——气海穴和血海穴，经常做做按摩，症状就能够得到改善。

按揉气海，补气第一要穴

［原理］气海穴是生气之源，人体的真气由此而生，所以对于阳气不足导致的虚寒性疾病，按揉气海穴可以温阳益气、培元补虚。

［定位］位于下腹部，脐中下 1.5 寸，前正中线上。

［方法］用拇指或食指指腹按揉气海穴 3~5 分钟，动作要轻柔缓慢，按揉至有热感。

按揉血海，善补气血

［原理］血海穴是脾经所生之血聚集处，有化血为气、运化脾血的功能，是足太阴脾经上的重要穴位。

［定位］在大腿前部，髌底内侧端上 2 寸，股内侧肌隆起处。

［方法］用拇指或食指指腹按揉血海穴 3~5 分钟，动作要轻柔缓慢，按揉至有热感。

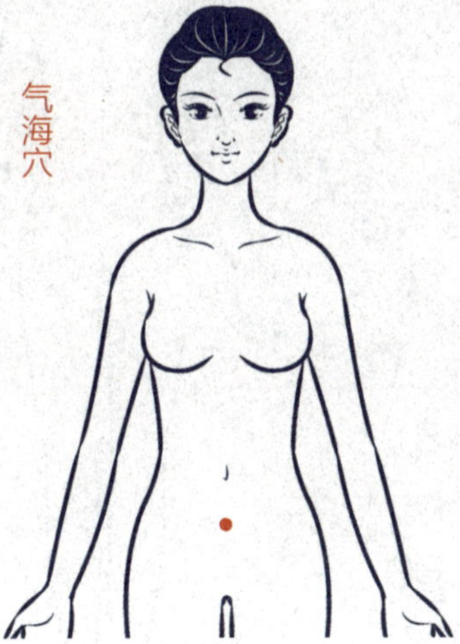

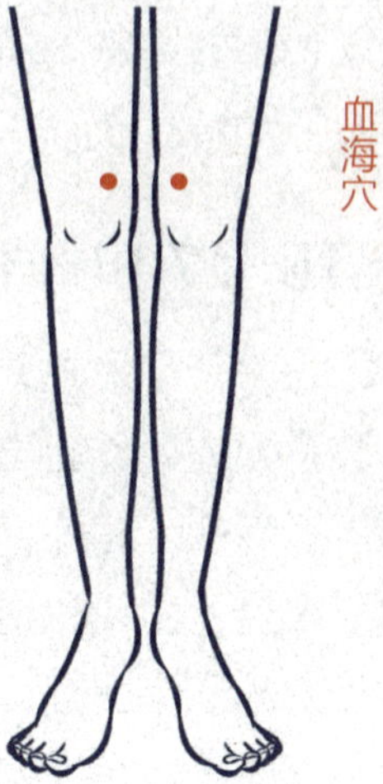

别让寒邪冰冻了健康，补充阳气可散寒

阳虚则寒，补阳气赶走寒湿

中医认为，阳气是人体物质代谢和生理功能的原动力，能推动五脏六腑的气血运行，抵抗外邪。可以说，阳气是人体生长、发育、衰老和死亡的决定因素。

阴阳失衡是百病之源

“阳”字有“日”，指像日光明亮、温暖；“阴”字有“月”，指像夜晚的月亮晦暗、寒凉。养生之道讲究阴阳协调，正所谓阴阳平衡，百病不生。阴阳之间此消彼长，若阳虚则阴盛，体内寒邪就会过盛，所以说阳虚则寒。而祛除寒邪的重点在补阳，阴阳平衡了，寒邪自消。

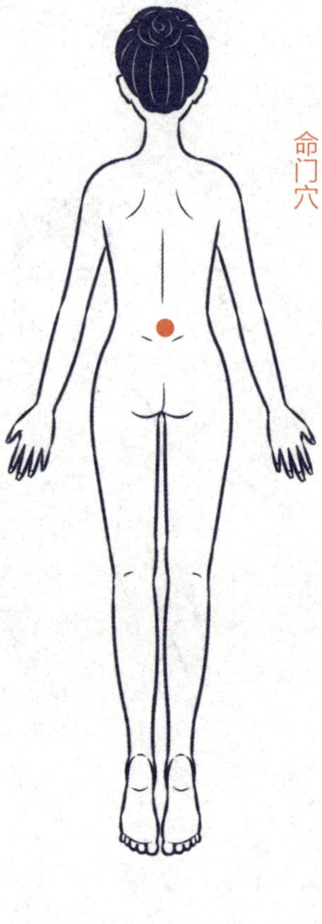

养肾阳是养阳之本，可以祛除体内寒湿

中医认为，肾为先天之本，肾阳就是人体阳气的根本。肾阳虚衰，会出现夜尿频多、腰膝酸软、遗精阳痿等症状。此外，肾阳不足还会导致脾阳不振，阴寒内盛，出现呃逆、腹痛、泄泻等症状。想要赶走体内的寒湿之邪，就需要补肾阳、温元阳、健脾阳。阳虚者可常在家做艾灸，如艾灸命门穴。方法是：将艾条一端点燃，对准命门穴，距离皮肤 2～3 厘米处温和施灸 10～15 分钟。

盛夏补阳好时机，艾灸两穴可生阳

夏季炎热，人们的皮肤毛孔开泄，身体会通过汗液调节体温，加上空调和冷饮，容易耗损阳气。中医讲究“春夏养阳”，在夏季艾灸大椎穴、阳池穴能有效补充阳气。

艾灸大椎，补一身之阳气

［原理］大椎穴是手、足三阳经与督脉的交会穴，被称为“阳中之阳”，具有统领一身阳气的作用，能够温经通络、解表清热。

［定位］位于第 7 颈椎棘突下的凹陷处。

［方法］点燃艾条，对准大椎穴，距离皮肤 1.5～3 厘米处温和施灸 10～15 分钟。

艾灸阳池，温阳祛寒

［原理］阳池穴是三焦经的原穴，是该经脏腑之气输注于体表的部位，可激发五脏六腑之气，促进全身阳气运行。

［定位］在手背面，由第 4 掌骨向上推至腕关节横纹，可触及凹陷处。

［方法］点燃艾条，对准阳池穴，距离皮肤 1.5～3 厘米处温和施灸 5～10 分钟。

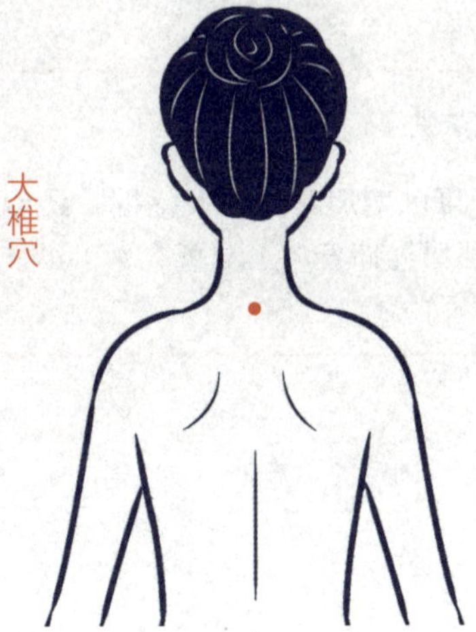

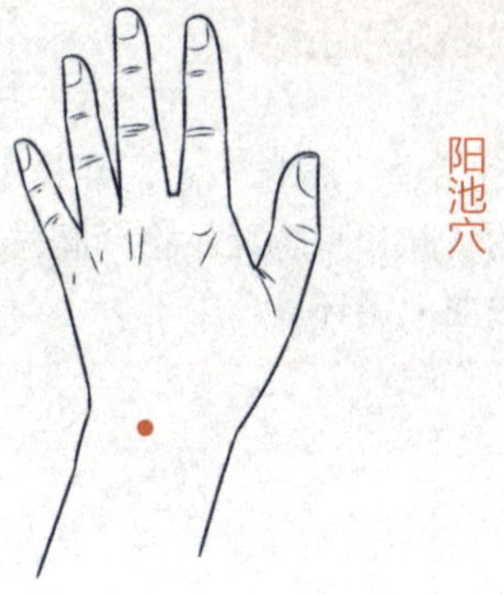

打通督脉，振奋一身之阳气

追剧的时候，常听练武之人说要打开任督二脉，那这任督二脉是什么呢？其实任脉和督脉是身体除了十二经脉之外的两脉，任脉统调全身之阴，督脉总督一身之阳。若有寒邪袭体，可以用打通督脉的方式帮助身体振阳驱寒。

督脉，阳脉之海

督脉是阳脉之海，为人体奇经八脉之一，可调节全身的阳气，反映脑、肾、髓的功能。中医认为背为阳、腹为阴，督脉在人体后正中线上，起于会阴的长强穴，沿脊柱上行，止于上唇的龈交穴。保养好背部的督脉，就能生出源源不断的阳气。督脉是人体阳气最盛的一条经络，督脉通，则气血运行有序，阳气生发顺畅，不会让阴寒太过，人体阴阳平衡、气血协调。

捏捏督脉能振奋阳气

一般后背疼痛、肩颈僵硬、手臂麻木、腰腿冷痛、腿部抽筋等常与督脉受寒有关。可用两手沿着脊柱的两旁，将皮捏起来，边提捏，边向前推进，由尾骶部捏到枕项部，重复5~10遍，能让瘀阻的经络通畅，缓解疼痛不适。

杨力中医课堂

拉筋让身体阳气充沛

俗话说“筋长一寸，寿长十年”，适当拉筋可以增加身体的灵活性，还能打通背部的督脉和膀胱经。将两腿左右分开下压，腿部尽量伸直，上身直立，手可扶地，能促进血液循环。

冬病夏治，专治阴寒内盛之顽疾

《黄帝内经·素问·金匮真言论》提到“长夏胜冬”，意思是在夏天补益阳气、强壮身体，到了冬天就不容易生病。中医认为，“冬病夏治”可以增强人体抗病力，预防冬季易发疾病。

冬病夏治，有效祛寒邪，疾病不叨扰

许多疾病会在冬季诱发或者加重，比如鼻炎、哮喘、痛经、冻疮、肩周炎等，这是由于冬季温度降低，寒气当令，阴盛阳衰，再加上身体阳气虚弱，体内正气不足，无法祛邪于外，疾病会反复发作，调理的关键在养阳。冬病夏治就是抓住了夏季天气炎热，是四季中阳气最盛的季节，在自然界阳气升发的加持下，强有力地“攻击”阴寒顽疾，可减少冬季疾病的发生。

趁热打“贴”，三伏贴防冬病

三伏贴是根据中医“冬病夏治”理论而发明的一种外用贴敷调理方法。三伏贴结合了针灸、经络理论，以中药直接贴敷于穴位，对穴位产生刺激，起到疏通经络、行气活血、鼓舞阳气、祛寒除湿的作用，达到治病、防病的目的。

三伏天一般在每年的 7 月中旬到 8 月下旬，具体日期以农历为主。三伏贴在夏季的头伏、中伏和末伏的第一天贴敷效果最好。体内阳气不足，寒湿严重，比如患有慢性咳嗽、支气管哮喘、过敏性鼻炎、慢性阻塞性肺疾病、类风湿性关节炎等疾病的人就很适合三伏贴。需要注意的是，三伏贴性偏热，体热、阴虚火旺、口干舌燥、皮肤易过敏、疤痕体质者不适合。此外，网上的三伏贴良莠不齐，成分差别大，大家最好在正规的医院或医疗机构购买，并在医生的指导下贴敷。

肉桂振奋脾肾阳气可补阳

肉桂又名玉桂、牡桂，它不仅香气独特，还具有较高的药用价值，可以温通经脉、散寒止痛。

肉桂能补火助阳，驱散寒邪

肉桂具有补火助阳、温中散寒、引火归元、活血止痛的功效，对于脾肾阳虚导致的寒疝腹痛、腰膝酸软、阳痿、早泄、痛经、闭经等病症有一定的调理作用。《本草纲目》中提到肉桂能“补命门不足，益火消阴”。中医认为，补命门可以补肾阳，因此，用肉桂补肾阳是不错的选择。此外，脾胃运化需借助肾火温煦，肾阳充足，才能温养脾胃，体内的脾肾阳气充足，就能驱散寒邪。

肉桂配生姜，温阳效果棒

肉桂能够补元阳、暖脾胃，生姜能够温中和胃、散寒，二者搭配，祛除寒湿的效果更佳。

姜桂羊肉汤　温阳散寒

源自　《中医食疗学》

材料　肉桂3克，生姜、小茴香各10克，羊肉500克。

调料　盐适量。

做法

1. 羊肉洗净，切块；肉桂、生姜、小茴香洗净，一起放入纱布袋。
2. 砂锅内加入适量清水，放入羊肉块、药袋，煮至羊肉熟烂，捞出药袋，加盐调味即可。

中药小档案

药名·肉桂
性味·性大热，味辛、甘
归经·归肾、脾、心、肝经
功效·温中补阳，散寒止痛

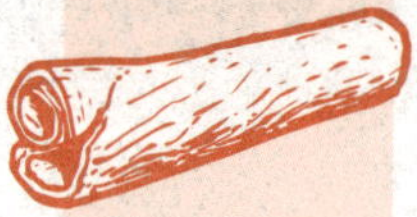

PART

3

小食材大功效：去除痰湿瘀寒更年轻

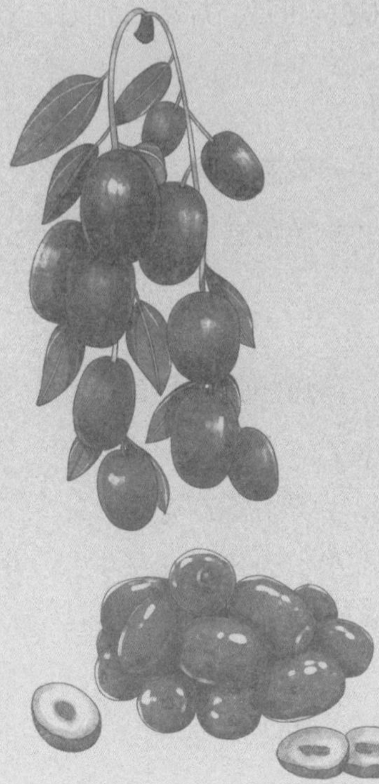

精选化痰食材

白萝卜

润肺化痰效果好

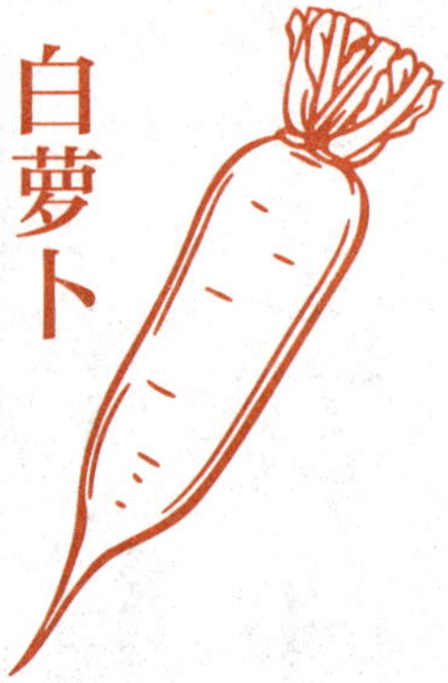

白萝卜又名莱菔，是一种常见的蔬菜，略带辛辣味。李时珍称之为“蔬中最有利益者”，食疗和药用皆佳。“冬吃萝卜夏吃姜，一年四季保健康”等谚语广为流传。

性味·性凉，味辛、甘
归经·归肺、胃经
功效·清热利咽，消食化痰
推荐食用量·每天50克
食用须知·①脾胃虚寒者不宜生食。②不可与人参同服。

白萝卜，润肺止咳效果佳

中医认为白萝卜具有润肺止咳、消食行滞的功效。经常食用白萝卜对咳嗽、咳痰、胀气等有调理作用。

这样吃更健康

1. 白萝卜顶部3~5厘米处适宜切丝爆炒、做汤、做馅，味道佳。
2. 白萝卜中段适宜拌沙拉、做凉菜，也可以炝炒、做汤。
3. 萝卜中段以下到尾部可炒、炖汤、做馅。

这样搭配效果好

白萝卜 ＋ 蜂蜜 → 健脾养肺，化痰

白萝卜 ＋ 羊肉 → 强身健体

精选食疗方

蜜糖蒸白萝卜 清热润肺，止咳化痰

源自 《中医食疗学》

材料 蜂蜜50克，白萝卜500克。

做法 将白萝卜洗净、去皮，挖空中心，倒入蜂蜜，用碗盛装，隔水蒸熟即可。

茼蒿

化痰止咳，和脾胃

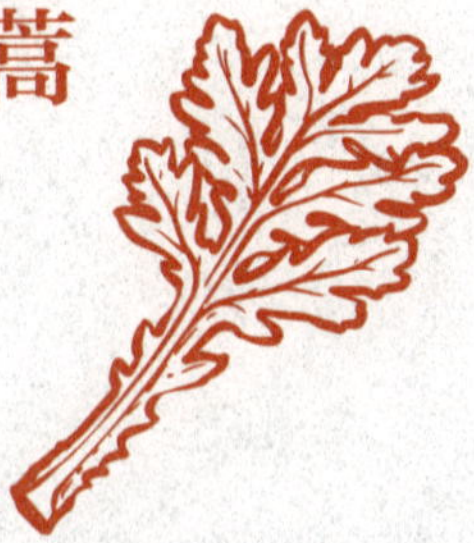

茼蒿又名桐花菜，是菊科植物茼蒿的茎叶，是中国南方春季蔬菜，自古即做药用，曾收载于唐代孙思邈的《千金方》中。

性味·性凉，味甘、辛

归经·归肝、肺经

功效·开胃健脾，清肺消痰

推荐食用量·每天 100 ~ 200 克

食用须知·①茼蒿不宜过量食用，以免引起腹泻。②茼蒿不宜与寒性食物同食，以防影响消化吸收。

茼蒿，止咳化痰效果佳

茼蒿有化痰止咳、和中健胃的功效，常食可对肺燥咳嗽、食欲不振、脾虚食少、痰多等症有改善作用。

这样吃更健康

1. 茼蒿的嫩叶和茎部适合清炒或作为配料炖汤，能够保持其鲜嫩的口感和独特的香气。
2. 中段叶片更茂盛，适合凉拌或作为火锅的配菜，口感脆嫩，清香四溢。
3. 尾部的茼蒿较为粗壮，适合炒食炖煮。

这样搭配效果好

茼蒿 + 鸡蛋 → 和胃化痰

茼蒿 + 枸杞子 → 滋阴润肺

精选食疗方

茼蒿炒鸡蛋　和胃化痰

源自　民间验方

材料　茼蒿 200 克，鸡蛋 2 个。

调料　蒜末 10 克，盐少许。

做法

1. 将茼蒿洗净，切段；鸡蛋打散，加盐搅拌均匀。
2. 锅置火上，倒油烧至五成热，倒入鸡蛋液炒至凝固，盛出备用。
3. 锅中留底油，加入蒜末爆香，倒入茼蒿快速翻炒至断生，加入炒好的鸡蛋，加盐调味翻炒均匀即可。

豆腐

清肺益气，润燥生津

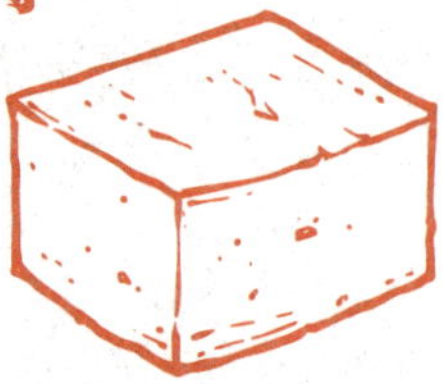

豆腐是一种源于中国的传统大豆制品，营养丰富。它是由黄豆经浸泡、磨浆、煮浆、凝固和成型等多个步骤制成。豆腐不仅口感细腻，而且富含优质蛋白、多种维生素和矿物质，是日常生活中不可或缺的食材之一。

性味·性凉，味甘

归经·归脾、胃、大肠经

功效·清热润肺，益气和中

推荐食用量·每天 50～100 克

食用须知·①脾胃虚寒、消化不良的人群应适量食用。②豆腐在制作过程中会添加石膏或卤水，对这些成分过敏的人群应避免食用。

豆腐，清肺化痰效果佳

豆腐中的优质植物蛋白和丰富的水分有助于滋养肺部，缓解因燥热或阴虚引起的干咳、痰少等症状。

这样吃更健康

1. 蘑菇有补脾益气、润燥化痰的功效，与豆腐一起炖煮，润燥效果更佳。
2. 豆腐可以做成各种汤品，如紫菜豆腐汤、海带豆腐汤等，既营养丰富又健脾清肺。

这样搭配效果好

豆腐 ＋ 黄瓜 → 清肺化痰

豆腐 ＋ 蘑菇 → 健脾益肺

精选食疗方

豆腐炖蘑菇　健脾益肺

源自　民间验方

材料　豆腐 300 克，鲜蘑菇 100 克。

调料　葱花、姜片各 10 克，盐少许。

做法

1. 豆腐洗净，切成小块；蘑菇洗净，切片。
2. 锅置火上，加水烧开，放入豆腐块和蘑菇片，加入葱花、姜片。
3. 用中火炖煮 10 分钟，加入盐调味，继续炖煮 5 分钟即可。

海带

消痰软坚，利水消肿

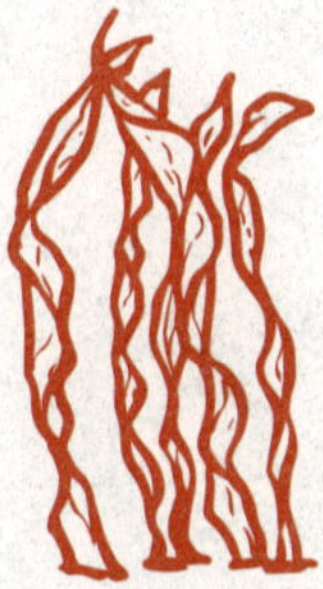

海带属于褐藻门海带科植物，是一种常见的食用海藻。在中医经典著作《本草纲目》中，就有关于海带的记载，强调了其药用价值。

性味・性寒，味咸

归经・归肝、胃、肾经

功效・消痰软坚，利水消肿

推荐食用量・每天50～100克（鲜品）

食用须知・①甲状腺功能亢进、碘过敏等人群忌食。②食用后不宜立即喝茶或吃酸涩水果。

海带，软坚清痰、利水消肿

海带有软化硬结、通利水道的功效，不仅可缓解水肿，还可帮助健脾胃、抗氧化，更兼保肝、增强免疫力的作用。

这样吃更健康

1. 直接食用：海带洗净后，切成入口的大小，咀嚼食用。
2. 海带泡茶：将干海带洗净，切成小段，用开水冲泡，代茶饮。
3. 海带粉：将海带晒干后磨成粉末，直接食用或加入饮品中。

这样搭配效果好

海带 ＋ 香菜 → 清热益肺

海带 ＋ 排骨 → 补肾壮骨

精选食疗方

凉拌海带丝　清热解毒

源自　《中医食疗学》

材料　鲜海带200克。

调料　蒜末、香菜各15克，辣椒油、醋、盐各少许。

做法

1. 海带洗净，切成细丝，放入沸水中焯烫2～3分钟，捞出后用冷水过凉，沥干水分。
2. 将蒜末、香菜、辣椒油、醋、盐调成汁，倒入海带丝中拌匀即可。

梨

润肺止咳，化痰

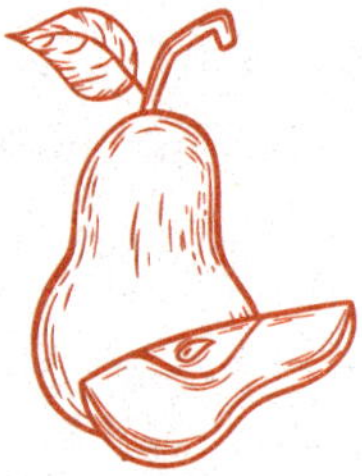

梨有“百果之宗”的美誉，它不仅是滋味甜美的水果，还是清热滋阴的良药，明代的《本草通玄》中记载梨“生者清六腑之热，熟者滋五脏之阴”。

性味・性凉，味甘、微酸
归经・归肺、胃经
功效・清热润肺，生津止渴
推荐食用量・每天80～100克
食用须知・脾胃虚寒者不宜生食。

梨，清肺润喉、化痰止咳

梨有润肺止咳、化痰的功效，对于缓解因肺热引起的咳嗽、喉咙痛等症状有一定效果。同时，梨还能清热解暑，是夏季消暑的佳品。

这样吃更健康

1. 直接食用可以保留其大部分的营养成分，特别是水分和维生素。
2. 将梨切块后蒸熟，可以使其更容易消化，缓和其寒凉之性。

这样搭配效果好

梨 ＋ 冰糖 → 生津止咳

梨 ＋ 红枣 → 润肺化痰

精选食疗方

冰糖雪梨 生津润燥

源自 《中国药膳学》

材料 梨1个，冰糖适量。

做法 将梨去核洗净，放入冰糖，加水炖煮，至冰糖化即可。

精选除湿食材

薏米

健脾除湿，清热止泻

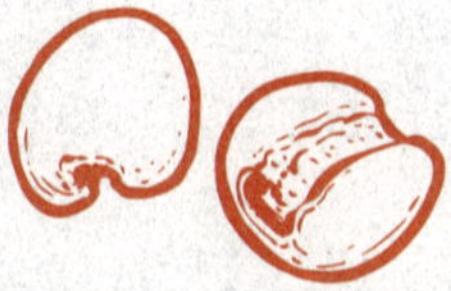

薏米又名薏苡仁，因其健脾祛湿的功效而被用于中药调理和日常养生中。《本草纲目》记载："薏米有利于肠胃，消水肿，使人开胃。"

性味・性凉，味甘、淡

归经・归肺、胃、脾经

功效・清热祛湿，健脾止泻

推荐食用量・每天 50 ~ 100 克

食用须知・①脾胃虚寒者慎食。②健脾益气宜炒用。

薏米，清热祛湿、利水消肿

薏米可利水祛湿、健脾止泻，适合食欲不振、水肿者。

这样吃更健康

1. 搭配红豆（即赤小豆）或者莲子煮粥，可以清热养胃、祛湿气。
2. 将薏米磨成粉，搭配面粉做面食，有健脾利湿的效果。

这样搭配效果好

薏米 + 大米 → 健脾利湿

薏米 + 红豆 → 清热利湿

精选食疗方

薏米粥 健脾利湿

源自 《本草纲目》

材料 薏米、大米各 60 克。

调料 香油、盐各少许。

做法

1. 将薏米洗净捣碎，大米淘洗干净，同入煲内，加水适量，共煮为粥。
2. 粥熟后调入香油、盐即可。

赤小豆

补心脾，利水消肿

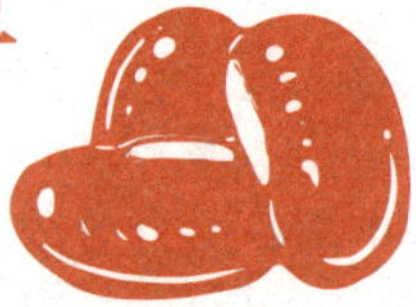

赤小豆又名红豆，《名医别录》中记载赤小豆“主治寒热，热中，消渴，止泻，利小便，吐逆、卒澼，下胀满。”常食可以滋补五脏，促进排毒排便，祛湿消肿。

性味・性平，味甘、酸

归经・归心、小肠经

功效・补益心脾，利水消肿

推荐食用量・每天 10 ~ 30 克

食用须知・①赤小豆富含膳食纤维，过量食用可能导致腹胀和消化不良。②赤小豆中的钾有降血压、利尿作用。

赤小豆，健脾益气、利水除湿

赤小豆善于下行，通利水道，适用于水肿胀满，还可以清心养神、健脾。

这样吃更健康

1. 赤小豆搭配红枣、莲子等食材煮粥食用，不仅能够增添风味，还能补心脾、除湿气。
2. 将赤小豆煮成水，每天适量饮用，可以帮助利尿消肿、去除体内湿气。
3. 薏米与赤小豆都具有除湿功效，将二者搭配煮粥或煮水饮用，能够增强除湿效果。

这样搭配效果好

赤小豆 ＋ 鸡肉 → 利水消肿

赤小豆 ＋ 鲤鱼 → 健脾利水

精选食疗方

赤小豆炖鸡　利水消肿

源自　《食疗本草》

材料　赤小豆 150 克，鸡 1 只。

调料　葱段、姜片各 15 克，盐少许。

做法

1. 将赤小豆洗净，提前浸泡 4 小时；鸡宰杀后洗净，切块。
2. 锅中放入清水，加入鸡块、葱段、姜片，大火煮沸后撇去浮沫。
3. 加入赤小豆，转小火慢炖至赤小豆熟透，鸡肉烂熟，调入盐即可。

冬瓜

消水肿，除暑湿

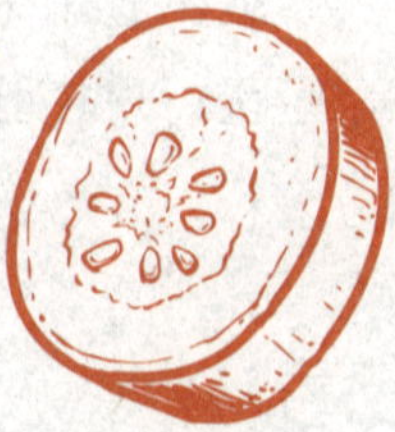

冬瓜属葫芦科，因瓜熟之际，瓜皮表面会蒙上一层白色粉状东西，故又被称为白瓜。

性味·性凉，味甘、淡

归经·归肺、小肠、大肠、膀胱经

功效·清热解暑，利尿消肿

推荐食用量·每天 100 ~ 200 克

食用须知·①体质虚弱、脾胃虚寒等人群，建议少食。②阴虚火旺者、易泄泻者、女性月经期间慎食。

冬瓜，清热除湿、消肿利尿

冬瓜能帮助身体驱散内热，减轻体内湿气。食用冬瓜还能促进水分代谢，消除水肿，利尿。

这样吃更健康

1. 将冬瓜与排骨一同煮汤，不仅味道鲜美，而且具有除暑湿、清热、利尿消肿的功效。
2. 用冬瓜煮粥清淡可口，适合夏季食用，有助于清热解暑。
3. 清炒冬瓜口感清爽，能够保留冬瓜的原汁原味，同时具有清热利尿的作用。

这样搭配效果好

冬瓜 ＋ 豆腐 → 消肿利尿

冬瓜 ＋ 荷叶 → 清暑除湿

精选食疗方

冬瓜豆腐煲　利尿消肿

源自　民间验方

材料　冬瓜 300 克，豆腐 200 克。

调料　葱花 10 克，盐少许。

做法

1. 冬瓜洗净去皮除子，切成薄片；豆腐洗净，切小块。
2. 锅中加水煮沸，放入冬瓜片和豆腐块，煮至冬瓜熟软。撒上葱花，加入适量盐调味，搅拌均匀即可。

鲫鱼

健脾利湿，益气养血

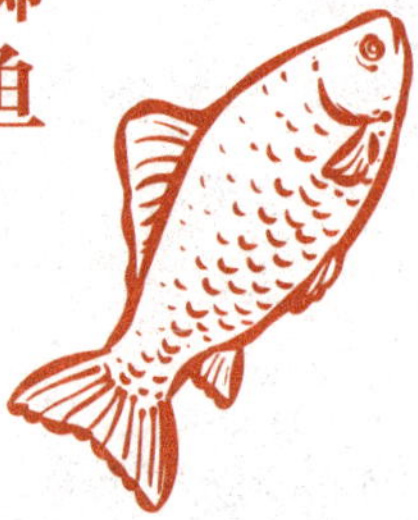

鱼类大多性温热，民间有“鱼生火”的说法，但鲫鱼是个例外，据《本草纲目》记载：“诸鱼属火，唯鲫鱼属土，故能养胃。”所以鲫鱼能够补脾养胃利湿。

性味・性平，味甘

归经・归脾、胃、大肠经

功效・健脾利湿，益气养血

推荐食用量・每天 40～75 克

食用须知・①过敏体质者慎食。②如果因为胃热出现口疮，可以食用鲫鱼调理。

鲫鱼，健脾利湿效果好

鲫鱼能补中益气，利水渗湿，适用于改善脾虚食少、水肿、小便不利等症状，对增强体质、改善肠胃也有一定的帮助。

这样吃更健康

1. 鲫鱼可以和赤小豆同炖，帮助健脾除湿。
2. 鲫鱼与薏米共炖汤，能够健脾并祛除湿气。

这样搭配效果好

鲫鱼 ＋ 豆腐 → 健脾利湿

鲫鱼 ＋ 鸡蛋 → 健脾养胃

精选食疗方

鲫鱼蒸蛋　健脾补虚

源自　民间验方

材料　鲫鱼 1 条，鸡蛋 3 个。

调料　姜丝、葱丝各 10 克，盐少许。

做法

1. 鲫鱼去鳞和内脏，洗净后沥干水分，用盐腌制 10 分钟；鸡蛋打散，加入适量温水、盐和姜丝，搅拌均匀。
2. 将腌制好的鲫鱼放在蒸盘上，倒入调好的蛋液，撒上葱丝。蒸锅加水烧开，将蒸盘放入蒸锅中，中火蒸 10 分钟，至鸡蛋凝固即可。

精选化瘀食材

黑豆

活血化瘀

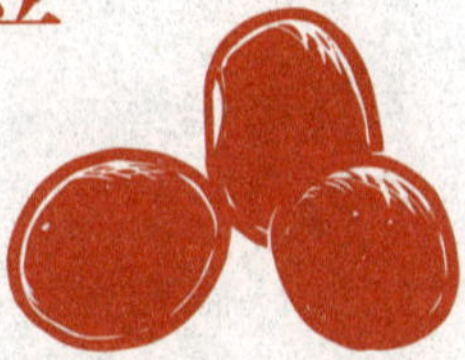

黑豆又名乌豆，是豆科植物大豆的黑色种子。因营养丰富，药用价值高，被广泛用于食疗，有“豆中之王”的美誉。

性味・性平，味甘

归经・归脾、肾经

功效・滋阴补肾，活血化瘀

推荐食用量・每天20～30克

食用须知・①适量食用，避免过量。②患有严重胃病者应谨慎食用。③食用时需煮熟透，充分分解其中的植物蛋白。

黑豆，活血化瘀效果好

黑豆能活血化瘀，滋养身体。食之得当，可使血气调和，延年益寿。

这样吃更健康

1. 将黑豆煮熟，加入适量红糖食用，可以起到补益肾气的功效。
2. 黑豆与红枣一起炖煮，可以补血化瘀。
3. 将黑豆磨成豆浆，不但营养美味，还润燥健脾。

这样搭配效果好

黑豆 ＋ 红枣 → 补血活血

黑豆 ＋ 红糖 → 滋阴补肾

精选食疗方

黑豆饮 活血补血

源自 民间验方

材料 黑豆500克，红枣适量。

做法

1. 黑豆洗净后浸泡4小时，放入锅中加水煮至熟透。
2. 捞出沥干后，与红枣一同放入搅拌机中打碎，过滤取汁即可。

油菜

活血化瘀，润肠通便

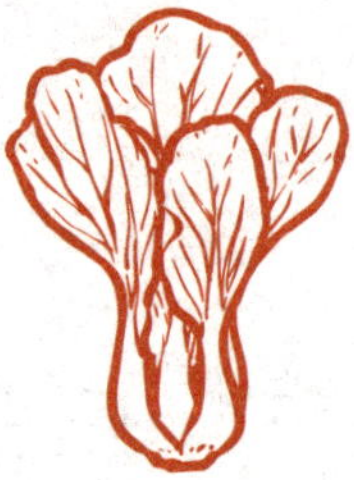

油菜属于十字花科，原产于中国，历史悠久。

性味·性温，味辛
归经·归脾、肝、肺经
功效·润肠通便，活血消肿
推荐食用量·每天 100 ~ 150 克
食用须知·过敏体质者应注意油菜可能引起的过敏反应。

油菜，活血化瘀效果好

油菜具有活血化瘀的功效，可以促进血液循环，缓解局部瘀滞，有助于改善肤色和增强肌肤弹性，对女性月经不调也有良好的调理作用。

这样吃更健康

1. 将油菜与猪血一起炒食，有活血化瘀、滋补肝肾的功效。
2. 将油菜与豆腐一同炖煮，不仅口感鲜美，而且营养丰富。

这样搭配效果好

油菜 + 蜂蜜 → 润肠通便
油菜 + 大米 → 活血养胃

精选食疗方

油菜汁 化瘀止痛

源自 《中医营养学》
材料 油菜 500 克。
调料 蜂蜜适量。
做法 将油菜洗净，切碎，焯熟后榨取汁液，放入杯中，加适量蜂蜜混合均匀即可。

螃蟹

清热，散瘀，通络

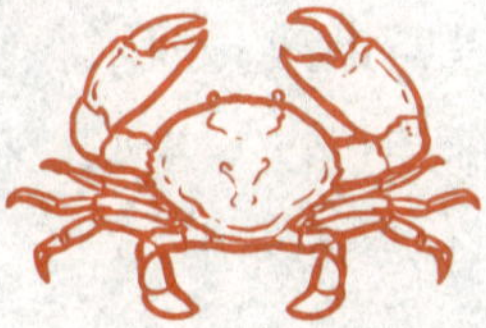

螃蟹是一种高蛋白、低脂肪、低热量的食物，在食疗中，常以螃蟹配姜、醋等作料，既可去其寒性，又能增强其活血散瘀之力。

性味 · 性寒，味咸

归经 · 归肝、胃经

功效 · 消肿散瘀，活血通络

推荐食用量 · 每天 100 克

食用须知 · ①脾胃虚寒者慎服，避免加重症状。②痛风患者不宜食用。

螃蟹，活血化瘀效果好

在中医理论中，螃蟹具有清热化瘀、散结消肿之效，可促进因热邪导致的痈肿疮毒恢复。

这样吃更健康

1. 直接蒸熟后食用，可以保留螃蟹的营养成分。
2. 螃蟹中的蟹肉、蟹爪、蟹黄一起煮汤，可以起到清热解毒、散结化瘀的效果。

这样搭配效果好

螃蟹 ＋ 黄酒 → 行瘀止痛

螃蟹 ＋ 生姜 → 散瘀通络

精选食疗方

姜丝煮螃蟹　活血散瘀

源自　民间验方

材料　螃蟹 2 只。

调料　姜丝、葱段、盐各适量。

做法

1. 将螃蟹洗净，去壳取肉，切成小块，与姜丝、葱段一同放入锅中。
2. 加少量水，煮至螃蟹变色熟透，加盐调味即可。

红糖

活血化瘀，散寒

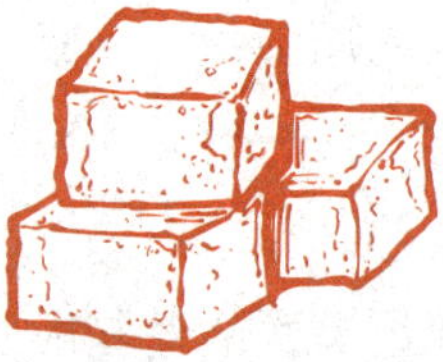

红糖又名赤砂糖，《本草纲目》中记载其有化瘀生津、散寒活血、暖胃健脾、缓解疼痛的作用。

性味·性温，味甘
归经·归肝、胃、脾经
功效·暖中散寒，补气活血
推荐食用量·每天5～10克
食用须知·①糖尿病患者不宜食用。②不宜与寒性食物如西瓜、黄瓜等一同食用。

红糖，活血化瘀效果好

在中医理论中，血脉不畅会导致气滞血瘀，红糖通过其温热作用，可以帮助改善血液循环，促进瘀血消散。此外，红糖还可以与当归、桂枝等配伍使用，以增强其活血化瘀的作用。

这样吃更健康

1. 温开水冲泡，直接饮用，能化瘀生津、散寒暖胃。
2. 搭配红枣、豆沙做面食的馅料，不仅营养美味，还能温经散寒。

这样搭配效果好

红糖 ＋ 红枣 → 活血补气

红糖 ＋ 山楂 → 活血化瘀

精选食疗方

红糖大枣生姜汤　补血暖体

源自　《中国药膳学》

材料　红糖60克，红枣（即大枣）60克，生姜20克。

做法　红枣、生姜洗净；红枣掰开，生姜切片，与红糖共煮汤即可。

精选散寒食材

生姜

暖体散寒，温中止呕

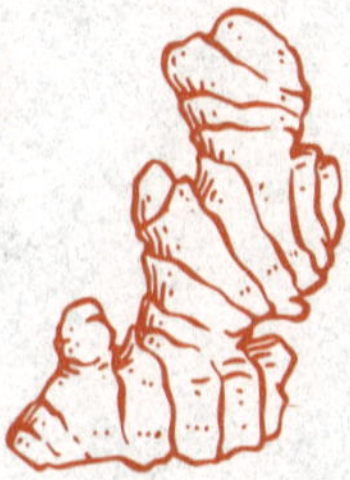

生姜是多年生草本植物，具有独特的辛辣味，其根茎被广泛用作调味品和药材。生姜是中医常用药材之一，在烹饪时加生姜不仅可以增添食物的香气，还有温阳散寒的功效。

性味·性微温，味辛

归经·归肺、胃、脾经

功效·散寒解表，温中止呕

推荐食用量·每天10～15克

食用须知·①热性体质或患有炎症、胃溃疡等疾病的人慎食。②生姜不宜与白酒等食物同食。

生姜，暖阳散寒效果好

在中医理论中，生姜为温性食材，是暖体散寒的佳品。它常被用于改善风寒感冒、胃寒呕吐等症状，能有效缓解因寒冷引起的身体不适。

这样吃更健康

1. 可与红糖搭配煮水代茶饮，不但暖体散寒，还能补血调经。
2. 可以搭配大米煮粥常食，能温中和胃。

这样搭配效果好

生姜 ＋ 菠菜 → 散寒暖胃

生姜 ＋ 陈皮 → 温阳理气

精选食疗方

姜汁菠菜 散寒暖胃

源自 《中国药膳学》

材料 生姜汁 25 克，菠菜 250 克。

调料 盐、醋、花椒油各适量。

做法

1. 菠菜去须根留红头，洗净后切长段，放锅内略焯后捞出，沥水，凉凉。
2. 加入姜汁及盐、醋、花椒油各适量，调拌入味即可。

韭菜

补肾温阳，行气散寒

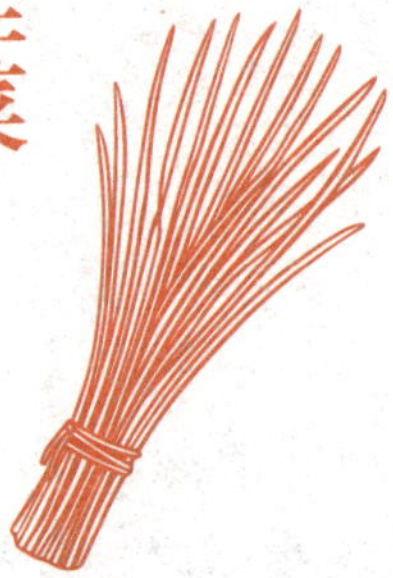

韭菜为百合科植物韭的叶，具有浓郁的香气和独特的味道。在烹饪中，韭菜常作为调味料或蔬菜使用。其实，韭菜还有药用价值，传统中医常用来调理阳虚体质。

性味 · 性温，味辛

归经 · 归肺、肝、胃、肾经

功效 · 补肾温阳，行气散寒

推荐食用量 · 每天 50 ~ 100 克

食用须知 · ①胃及十二指肠溃疡、胃炎、发热者慎食。②阴虚火旺的人不宜多食。

韭菜，暖阳散寒效果好

韭菜具有温肾助阳、行气散寒的功效，适用于肾阳虚引起的腰膝酸软、阳痿遗精、受寒腹痛腹泻等症。

这样吃更健康

1. 韭菜可与核桃仁、虾仁、羊肝搭配炒食，有温固肾阳的功效。
2. 韭菜可以同鸡蛋调成馅料，做成饺子、包子等，不但营养美味，还有补肾散寒的功效。

这样搭配效果好

韭菜 + 核桃仁 → 温阳通便

韭菜 + 芝麻 → 补肾壮阳

精选食疗方

韭菜炒核桃仁　温阳通便

源自　《方脉正宗》

材料　韭菜 200 克，核桃仁 50 克。

调料　盐适量。

做法

1. 核桃仁开水浸泡去皮，沥干备用；韭菜洗净，切成寸段。
2. 锅内倒入植物油，烧至七成热，加入核桃仁，炒至焦黄，再放入韭菜段、盐，翻炒至熟即可。

红枣

补中益气，养血安神

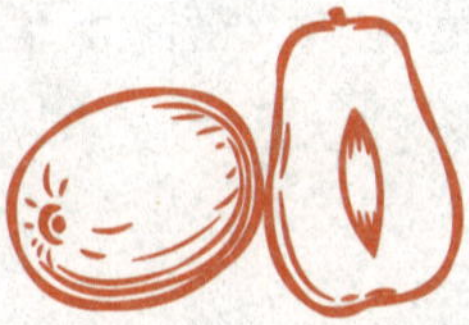

红枣又名大枣，鼠李科植物，是常见的水果和中药材。《神农本草经》中记载，红枣“主心腹邪气，安中养脾，助十二经。平胃气，通九窍，补少气、少津液、身中不足，大惊，四肢重，和百药”。

性味·性温，味甘
归经·归脾、心、胃经
功效·养血安神，补中益气
推荐食用量·每天 15 ~ 25 克
食用须知·红枣含糖量较高，过量食用可能导致胃酸过多、腹胀等问题，糖尿病患者和减肥人群应控制摄入量。

红枣，养血安神的佳品

红枣具有益气和胃、养血安神的功效，能够促进睡眠、增强身体抗寒能力，并有助于调节月经、缓解经期不适，是滋补身体的佳品。

这样吃更健康

1. 直接食用，不仅方便美味，还能起到养血调经的功效。
2. 红枣煮粥，不但能增加粥的甜味和营养，还可以起到健脾和胃的作用。
3. 红枣泡水喝，有助于预防寒气入侵。

这样搭配效果好

红枣 + 大米 → 养血健脾
红枣 + 桂圆 → 养血安神

精选食疗方

大枣粥 补气摄血

源自 《圣济总录》

材料 红枣（即大枣）5 枚，大米 100 克。

做法

1. 将大米、红枣洗净，放入锅内，加入适量水。
2. 大火烧沸，再用小火煮至米烂粥稠即可。

羊肉

温中暖下，补肾壮阳

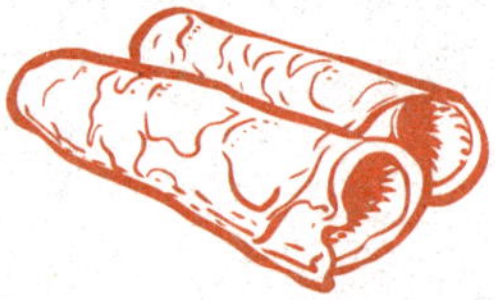

羊肉可补肾健脾、温养气血，适用于日常食养，用于脾胃虚寒、食少、腹泻、肢冷不温。

性味·性温，味甘
归经·归脾、胃、肾经
功效·温中暖下，补肾壮阳
推荐食用量·每天 40 ~ 75 克
食用须知·体质燥热或患有感冒发热等人群慎食。

羊肉，祛寒暖体

羊肉具有温中补虚、补肾壮阳、祛寒的功效。中医认为，羊肉适用于虚寒体质、肾阳不足、气血两虚的人群，冬日进补还可以祛寒暖体、增强体质、提高免疫力。

这样吃更健康

1. 搭配温补的食材如红枣、枸杞子、生姜等一同煲汤，可以加强温补的功效。
2. 可以烤食、烹炒，不但味香浓郁，还可以补阳驱寒。

这样搭配效果好

羊肉 ＋ 大米 → 补肾健脾

羊肉 ＋ 生姜 → 温中散寒

精选食疗方

羊肉粥　温中暖下

源自　《饮膳正要》

材料　羊瘦肉 50 克，大米 100 克。

调料　姜片、盐各 3 克。

做法

1. 羊瘦肉洗净，切成小块；大米洗净，浸泡 30 分钟。
2. 锅内加适量清水烧开，加入大米、姜片、羊瘦肉块，大火煮开后转小火煮 40 分钟，挑出姜片，加盐即可。

PART

4

除痰湿，远离肥胖、面部浮肿、咳嗽痰多、慢性疲劳

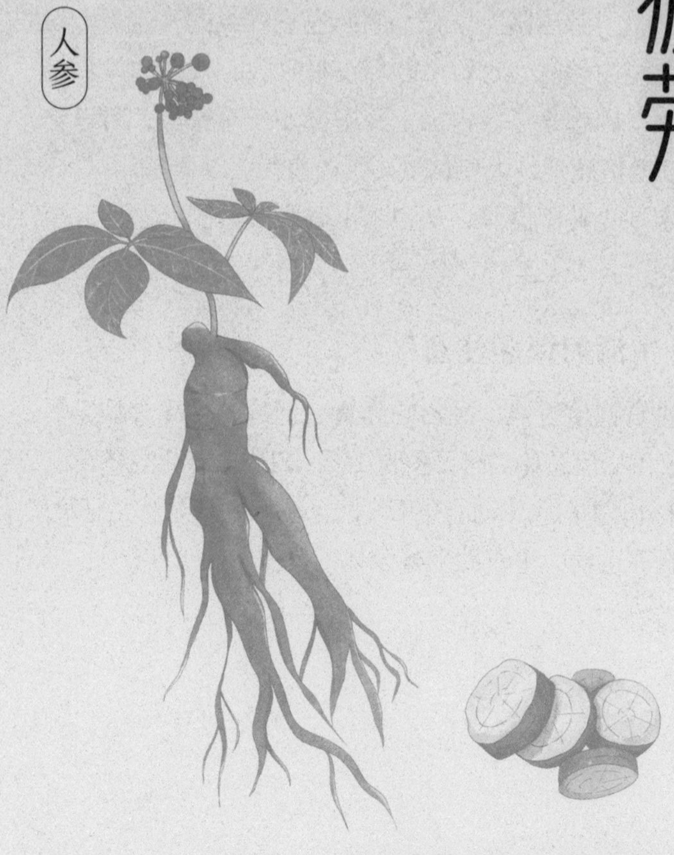

胖人多痰湿，健脾祛湿让身材变苗条

喝口凉水都长胖？其实是脾虚痰湿重

减肥是现在谈论度很高的话题，许多人用尽方法，体重秤上的数字就是降不下来，或者很容易反弹。中医认为“胖人多痰湿，瘦人多火热”，所以有些肥胖可能与痰湿有关，找到正确的调理方法，减肥才能事半功倍。

肥胖跟脾虚痰湿脱不了关系

大家可以观察一下身边肥胖的人，是不是总喜欢躺着、坐着，嗜睡，容易疲惫，性格较内向，肚子有“游泳圈”，身上的肉也软绵绵的？这类大多是虚胖。当脾胃虚弱、运化能力差时，吃饭后营养没被吸收，代谢的垃圾没被排泄，都堆积在体内，人就胖起来了。再加上脾虚会使痰湿聚集，所以会出现头重如裹、肢体困倦、懒惰疲乏、大便黏腻、舌边有齿痕等表现。

面对肥胖的困扰，一定要先补脾健脾，从根本上解决痰湿的问题后，瘦下来就不再是难事。

健脾祛湿很重要，生活习惯多注意

重口味，暴饮暴食，进食速度过快，经常吃甜食、肥肉、生冷食品，喝冰饮料都容易伤脾生湿，应该尽量避免。建议多吃山药、红薯、丝瓜、冬瓜、土豆等健脾利湿的食物。此外，中医说“动能生阳”，运动能使脾胃阳气升发，慢跑、打羽毛球、打太极拳等运动，也有助于减少体内痰湿。

人参、白扁豆配伍，中焦痰湿轻松除

人参和白扁豆是健脾气、祛痰湿的好伙伴，在《幼幼新书》中有记载，人参白扁豆散可以治疗痰湿困脾。

人参白扁豆散是除痰湿的妙方

人参白扁豆散是由人参、白扁豆、白术、茯苓、山药、炙甘草组成的。中焦痰湿严重，通常是脾胃出了故障，得先让脾胃运转起来，才能祛除痰湿。人参补益气血的功效显著，能强化脾胃功能。白扁豆利水渗湿、化痰消肿，还可以辅助人参补脾气。二者相互辅佐、互帮互用。白术和茯苓则发挥祛除痰湿的功效，加快清扫体内垃圾；山药和甘草药性平和，可增加药效又不伤正气。这些中药配伍，分工合作，可达到最佳的调理效果。

人参白扁豆散的适宜人群

脾胃不和、食欲不佳、腹痛腹泻、消化不良、口中黏腻、身体肥胖者等。

人参白扁豆散　补中益气，健脾化湿

源自　《幼幼新书》

材料　人参、白扁豆各 10 克，白术、茯苓各 6 克，山药、炙甘草各 5 克。

做法　上述材料洗净后，加生姜 2 片，红枣 1 枚，一同加水煎服。

禁忌　里热炽盛、面红目赤、肝阳上亢者忌服。

中药小档案

药名・人参
性味・性微温，味甘、微苦
归经・归脾、肺、心、肾经
功效・补脾益肺，益气养血

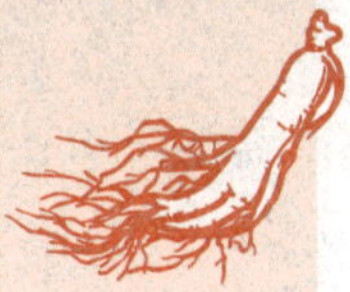

药名・白扁豆
性味・性微温，味甘
归经・归脾、胃经
功效・健脾和中，祛湿化痰

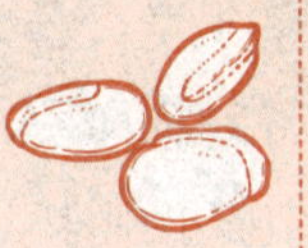

二陈汤，燥湿化痰的经典名方

体内痰湿重，有一个很实用的化痰祛湿基础方——二陈汤。

二陈汤为什么有效

二陈汤出自宋代的《太平惠民和剂局方》，组方非常简单，只有4味药：半夏、橘红、白茯苓、炙甘草。方子的核心是半夏和橘红，都是储存时间越久，功效越好，所以取名“二陈汤”。

半夏最擅长燥湿化痰，降逆止呕，能把痰结痞块直接冲破化掉。需要注意的是，生半夏有小毒，需要先煎40分钟。现在药店能买到的半夏，基本上都制过了，毒性可以忽略。橘红最显著的功效就是理气化痰，半夏和橘红配合在一起，化痰祛湿的功效更加强大。半夏和橘红把体内的“痰结”化开之后，就变成了“湿浊”，白茯苓负责把湿浊从小便排出；炙甘草在扶正补津液的同时，还可以延缓药性，让药效在身体里发挥得更持久。

二陈汤适合哪些人

痰湿体质、平时痰多、容易打呼噜、经常腹胀、容易恶心呕吐等。

二陈汤 燥湿化痰，理气和中

源自 《太平惠民和剂局方》

材料 半夏、橘红各10克，白茯苓9克，炙甘草4克。

做法 上述材料洗净后，加生姜7片，乌梅1个，加水煎服。

禁忌 阴虚燥咳、痰中带血者忌服。

中药小档案

药名·半夏
性味·性温，味辛
归经·归脾、胃、肺经
功效·燥湿化痰，降逆止呕，消痞散结

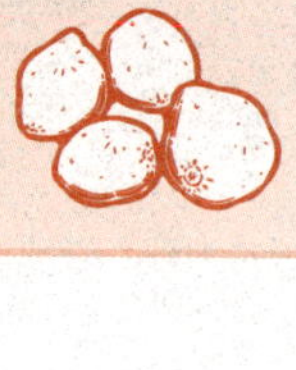

药名·橘红
性味·性温，味辛、苦
归经·归脾、肺经
功效·理气宽中，燥湿化痰

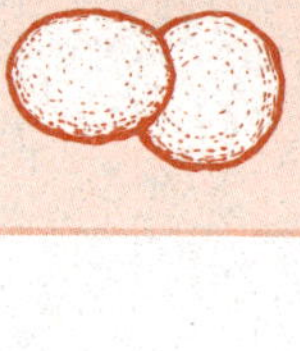

泽泻煎汤，古人化湿减肥名方

名医张仲景有个方子叫泽泻汤，它只有两味中药：泽泻、白术。此方看似简单，却是帮助痰湿肥胖者瘦身的一把好手。

泽泻和白术是减肥好搭档

泽泻这味药，一看名字就知道跟水有关，能帮助人体利水、利尿。痰湿之邪厚重、黏腻，在体内不易除，泽泻利湿功效强，自然是一马当先。但痰湿多为脾虚气虚导致的，痰湿清除后，还要健脾益气。选择白术为搭档，一是利用它健脾补气的作用，补气后，脾的运化力量更强，才不会生湿；二是白术也有燥湿消肿之效，一举两得。

这个方子虽然精简，但泽泻和白术互帮互助，调理方向准确，疗效明显。痰湿肥胖者服用后不仅身材变好，精力也会变得更加充沛。

什么人减肥适合泽泻汤

痰湿、气虚体质者，并伴随腹部肥胖、容易出汗、皮肤爱出油、大便不成形等情况，这类人可选择泽泻汤。

中药小档案

药名·泽泻
性味·性寒，味甘
归经·归肾、膀胱经
功效·利尿消肿

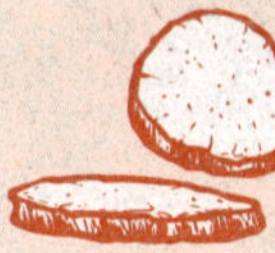

泽泻汤 补气利湿，助减肥

源自 《金匮要略》
材料 泽泻10克，白术5克。
做法 泽泻、白术分别洗净后，加水煎服。
禁忌 虚寒精滑、阴虚燥热者忌服。

"三宝茶"适宜"三高"肥胖者常饮

许多"三高"（指高血压、血脂异常、糖尿病）患者会伴有肥胖问题，中医认为，这多是体内肝气郁滞，血行不畅，再加上脾虚失运，代谢失常，化生痰湿导致的。生活中除了改善饮食结构，日常还可以喝些三宝茶来调理，这三宝分别是荷叶、山楂、竹叶。

荷叶可以减肥减脂

荷叶具有清暑化湿、健脾升阳、减脂瘦身的功效，能帮助身体分解脂肪、减肥瘦身。

山楂能调控血压

中医认为，山楂归脾、胃、肝经，是行气活血的良品，有疏肝行气、活血化瘀、健胃消食的作用，有助于降血脂、控血压。

竹叶能清热生津

竹叶能够清热降火、利尿通淋、生津止渴，对口渴多饮、牙龈肿痛、头晕目赤、烦躁不安等症状有缓解作用。

中药小档案

药名	性味	归经	功效
荷叶	性平，味苦	归肝、脾、胃经	清暑化湿，凉血止血
山楂	性微温，味酸、甘	归脾、胃、肝经	消食活血，健脾和中
竹叶	性寒，味甘、淡	归心、胃、小肠经	除烦止渴，清热泻火

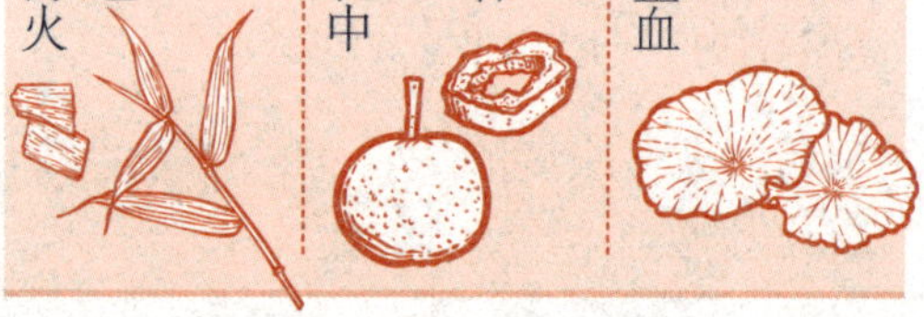

三宝茶 利水消肿，控压降脂

源自 民间验方

材料 荷叶8克，山楂6克，竹叶5克。

做法

1. 将荷叶、竹叶洗净；山楂洗净，去核，切片。
2. 所有材料一起放入杯中，倒入沸水，盖盖闷泡约8分钟即可。

身体自有减肥药，三个穴位让你瘦下来

体内痰多湿盛而导致的肥胖，可以试试这三个身体自带的减肥穴位——丰隆穴、脾俞穴、天枢穴，有健脾化湿、瘦身减脂的作用。

按揉丰隆，消除水肿

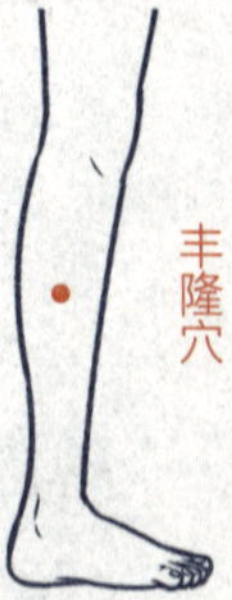

［原理］丰隆穴是胃经的络穴，又联络脾经，可以祛除痰湿、通经活络，消除身体浮肿。

［定位］在小腿外侧，外踝尖上 8 寸，胫骨前肌的外缘。

［方法］丰隆穴处的肉厚而硬，可用按摩棒，或用食指节重按，每天按揉 3 分钟左右，以有酸麻胀痛感为宜。

按揉脾俞，促进代谢

［原理］脾俞穴是调理脾胃疾病的要穴，能推动脾胃气血运行，起到健脾和胃、祛湿行气的功效，可以促进新陈代谢，避免脂肪堆积。

［定位］在背部，第 11 胸椎棘突下，后正中线旁开 1.5 寸处。

［方法］用拇指指腹按揉脾俞穴 3~5 分钟，以有酸胀感为度。

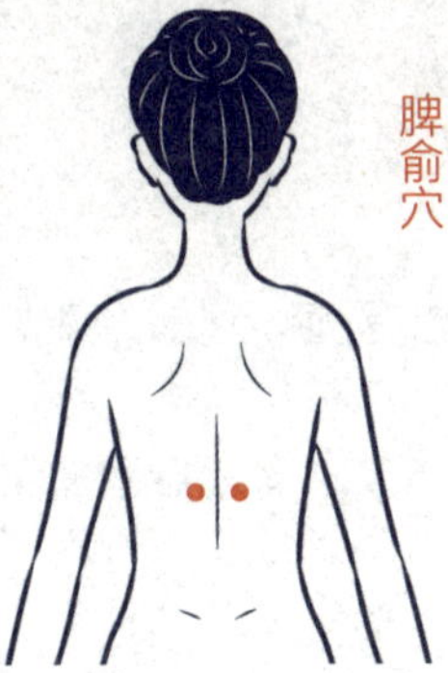

按压天枢，减腹部赘肉

［原理］天枢穴为大肠经募穴，与胃肠道联系紧密。按揉该穴能够保持肠道健康，具有通便的功效，有助于消除堆积在腹部的赘肉。

［定位］在腹部，横平脐中，前正中线旁开 2 寸处。

［方法］用食指指腹按压天枢穴 3~5 分钟，以有酸胀感为度。

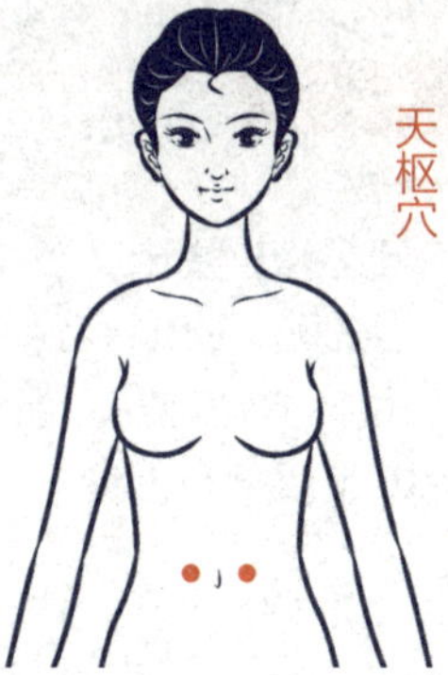

面部浮肿多是痰湿惹的麻烦

面部浮肿的内因是脾虚湿盛

有的人本来不胖，但脸部看起来总是浮肿，按压一下还有凹陷，很不美观，用了许多方法也不管用。中医认为，面部浮肿多是脾虚失养、痰湿内生导致的。要找到根本原因进行调理，才能看到改善效果。

脾虚湿盛是面部浮肿的罪魁祸首

如果看起来面部浮肿，经常油光满面，容易长痘，晨起后双眼皮会肿成单眼皮，从中医角度，这说明身体脾虚湿盛，湿邪上溢肌肤。调理重点应该是养脾祛湿。如果只是美容、打针，那是治标不治本。

在中医五行理论中，土克水，而脾属土，所以治水在脾。就像在河流处修建堤坝，以防水患，脾就像人体的堤坝，强健脾胃就是加固堤坝，能预防体内水湿泛滥，改善面部浮肿。

水湿内停，吃健脾、利水、祛湿的食物

湿邪缠绵难愈，大家要做好打“持久战”的准备，日常饮食不能掉以轻心，可以多吃一些健脾、利水、祛湿的食物，如赤小豆、薏米、玉米、冬瓜、丝瓜、山药、鲤鱼、鲫鱼等。这些食物有助于缓解面部浮肿，改善皮肤状态。

杨力中医课堂

改善“水湿内停”的运动方

1. 每日必修：快走 / 散步 30~60 分钟。

2. 灵活搭配（选 1~2 种）：温和瑜伽（侧重扭转、前屈、腿部力量）、太极拳、拍打经络、按摩穴位等。

3. 关键点：温和、持久、微汗、配合呼吸、坚持不断、运动后避风保暖。

赤小豆鲤鱼汤，民间消肿都用它

赤小豆鲤鱼汤是一道经典的食疗方，其做法简单、食材易得，是日常生活中利水消肿的不二选择。

赤小豆能清湿热，消水肿

赤小豆是祛湿的佳品，可以消肿祛湿、清热解毒，能减轻腹部胀满、肢体水肿、小便短赤等症状。

鲤鱼，健脾养胃，利水下气

鲤鱼是饭桌上很受欢迎的水产，不仅味道鲜美，而且健脾利水的功效显著，很适合水肿、腹痛、消化不良的人食用。

赤小豆鲤鱼汤　健脾消肿，祛湿利尿

源自　《外台秘要》

材料　鲤鱼1条，赤小豆100克。

调料　生姜1片，料酒、盐各适量。

做法

1. 鲤鱼留鳞去内脏，洗净；赤小豆洗净，加水浸泡30分钟。
2. 锅中倒入适量油烧热，鲤鱼两面微煎，加入适量清水，放入赤小豆、姜片、料酒。
3. 大火煮沸后，改小火焖至赤小豆熟烂，加盐调味即可。

杨力中医课堂

坐着动一动，脾胃强壮不生湿

水肿的根本原因是脾虚湿困，在工作、学习的间隙，可以在椅子上做这个小动作帮助强健脾胃。取坐姿，双手交叠贴在腹部；吸气，挺胸，直背，上半身用力往前挺；然后身体微微后仰，同时吐气，缩胸，弯腰，双手用力压腹部。每次做20~30次，能促进肠道蠕动，增强脾胃功能。

茯苓汤，导水祛湿第一方

茯苓汤从古流传至今，是利水除湿的代表方。

茯苓汤为什么祛湿功效强

茯苓汤的组方“兵分三路”，针对不同的问题选择最适合的药材。首先是茯苓，中医认为它是“利水消肿之要药”，在前面“冲锋陷阵”，起到利水渗湿、健脾养脾的功效；第二队为半夏和桔梗，因为湿邪的下一步就是凝聚成痰，半夏性温，能温化寒痰，桔梗性平，能宣肺祛痰，且无论寒热之痰都可使用，二者同用化痰之力更强；第三队的橘红和枳实，有行气、理气、破气之效，能助茯苓祛水湿，也能助半夏、桔梗化痰结；最后加上甘草调和药性。茯苓汤可以说是导水祛湿的第一方。

茯苓汤适合哪些人

面部浮肿、身体肿胀、下肢水肿、手足麻痹、困倦嗜睡、痰多难咳、头晕眼花者等。

茯苓汤 利水燥湿，化痰消肿

源自 《重订严氏济生方》

材料 赤茯苓、半夏、橘红各 10 克，枳实、桔梗、甘草各 5 克。

做法 上述材料洗净后，加生姜 7 片，水煎服。

禁忌 阴虚火旺者忌服。

中药小档案

药名·枳实

性味·性微寒，味苦、辛、酸

归经·归胃，大肠经

功效·破气消滞，化痰散痞

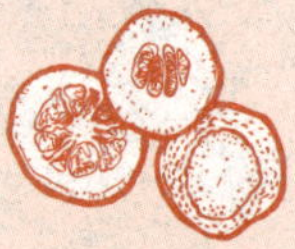

面部浮肿，按摩脾俞、合谷就见效

中医《四总穴歌》中有一句“面口合谷收”，指头面部的疾患可通过合谷穴缓解；脾俞穴有行气祛湿的功效，常按这两个穴位有利于缓解面部浮肿。

按压脾俞，消肿通络

［原理］脾俞穴是足太阳膀胱经上的穴位，有利水消肿、活血通络、养脾祛湿的功效，能改善面部浮肿。

［定位］位于下背部，第 11 胸椎棘突下，后正中线旁开 1.5 寸处。

［方法］用拇指指腹按压脾俞穴 50~100 次，以有酸胀感为佳。

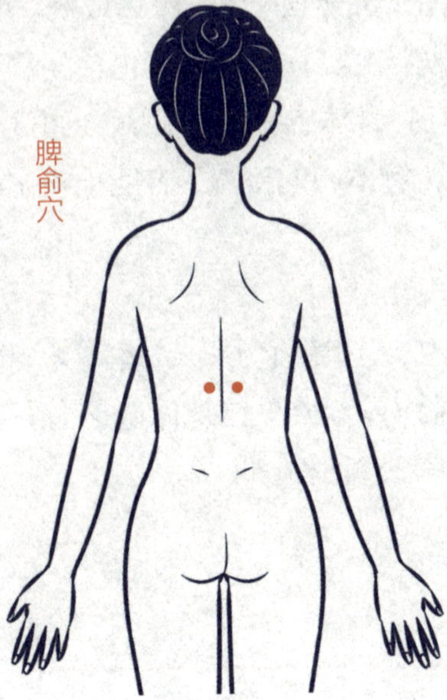

捏揉合谷，减轻面部浮肿

［原理］合谷穴属于手阳明大肠经，大肠经自食指循行到面部，按压此穴能通调面部经络，减轻面部浮肿。

［定位］位于手背部，第 1、2 掌骨之间，约平第 2 掌骨中点处（将拇指、食指并拢，肌肉隆起的最高点即为合谷穴）。

［方法］用拇指、食指指腹夹住合谷穴捏揉，每次 2~3 分钟，左右手各 4~5 次，以有酸麻胀痛感为宜。

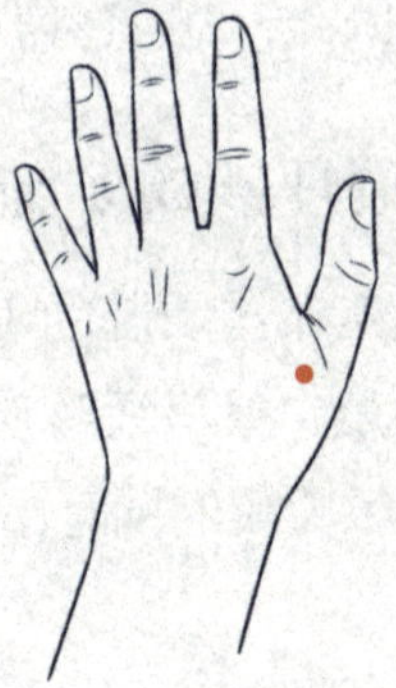

痰湿犯肺咳嗽痰多，祛湿化痰咳立停

咳嗽痰多，多因痰湿犯肺引起

有时候咳嗽痰多是通过咳嗽来清理体内的分泌物和有害物质，是一种自我保护的方式。在中医看来，咳嗽痰多，多是痰湿阻肺所致。

止咳化痰先除痰湿

中医认为，水湿聚积过多就会变成饮，饮聚集时间长了，慢慢就会成为痰。痰为湿的一种，可以理解为黏稠的湿就是痰。

若脾胃虚弱，水谷精微无法及时得到运化，会停留下来，凝结成痰。此外，脾主升清，它会将精微物质上输给肺，当脾虚生痰后，这些痰也会随着精微物质一起上输到肺，并在肺中越积越多，直到身体感觉不适，就会通过咳嗽将痰吐出来。因此，调理咳嗽痰多，首先要化解体内的痰湿，方能止咳化痰。

为什么调理咳痰要肺脾同调

咳嗽咳痰是痰湿阻肺的主要表现，但“脾为生痰之源”，痰湿又会影响脾胃，表现为晨起或饭后咳痰加重、胸闷脘痞、食欲不佳、体倦乏力、舌苔白腻等，当咳嗽咳痰的同时出现以上症状，就要肺脾同调。

杨力中医课堂

划“龙舟”，化痰湿

取坐位，可坐在椅子上，也可坐在地垫上，双腿屈膝，两臂抬起，右手放于眼睛前方，左手放于腰部前方，两臂同时用力向后做“划龙舟”动作，重复 10～20 次，再换方向重复 10～20 次。这个动作能起到通利筋脉、调畅气机的作用，还能增强肌力，加快血液循环与水湿代谢，避免痰湿在体内停滞。

柚子炖鸡，化痰燥湿、润肺止咳

柚子和鸡肉一起炖食，能健脾胃、养肺气，缓解痰湿阻滞气道引起的咳嗽、咳痰等问题。

柚子可健脾消痰

柚子闻起来清香，吃起来酸甜，有健脾养胃、镇咳消痰之效，尤其适合脾虚气滞、痰浊扰肺导致的咳嗽和咳痰问题，在民间有“冬吃柚不咳嗽”的说法。

鸡肉，温中益气的能力强

中医认为，鸡肉性温，归脾、胃经，有健脾补虚、益气养血的作用，吃鸡肉可以强化脾胃功能，促进气血运行，帮助祛痰浊、止咳嗽。

中药小档案

药名・百合
性味・性寒，味甘
归经・归心、肺经
功效・润肺止咳，养心安神

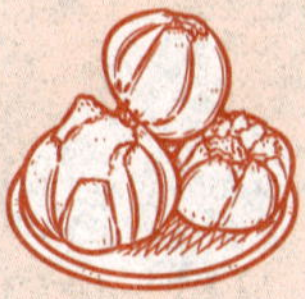

柚子炖鸡 健脾养肺，化痰止咳

源自 《中医食疗学》

材料 柚子 1 个，鸡肉 500 克，百合 5 克。

调料 姜片、葱段各 5 克，盐适量。

做法

1. 柚子剥皮，去子取肉；鸡肉洗净，切块，焯去血水。
2. 炖盅内放入柚子肉、鸡肉块，放入姜片、葱段、百合，加适量水，炖盅加盖放入锅中，小火炖 4 小时，加盐调味即可。

杨力中医课堂

腹式呼吸，提高肺功能

将一只手放在胸前，一只手放在腹部，做腹式呼吸。吸气时胸部不动，尽力挺腹，让腹部隆起；呼气时腹肌主动缓缓收缩，以增加腹压让膈肌上提。按照此方式呼吸，可以锻炼肺活量，提高肺功能，缓解咳嗽，预防感冒。

三仁粥，涤去肺部痰湿止咳嗽

痰湿阻肺会使肺气不得宣降，让咳嗽反复发作，咳声重浊。有一个食疗方可以缓解这种情况，就是三仁粥。

桃仁能镇咳平喘

桃仁的降气功效明显，可以缓解咳嗽、气喘、痰鸣、胸闷等症状。此外，桃仁还能活血祛瘀，改善女性的痛经、闭经、月经不调等问题。

松子仁能止咳喘

松子仁有养肺护肺、止咳平喘的功效，还对高血压和血脂异常有一定的调理作用，能减缓衰老。

郁李仁可利小便，祛痰湿

当体内痰湿严重，导致气机不畅，出现水肿胀满、小便不利、咳嗽不止的情况，选择郁李仁能够行气利水，缓解痰湿之邪对人体的伤害。

中药小档案

药名・桃仁
性味・性平，味苦、甘
归经・归心、肝、大肠经
功效・止咳平喘，活血化瘀，润肠通便

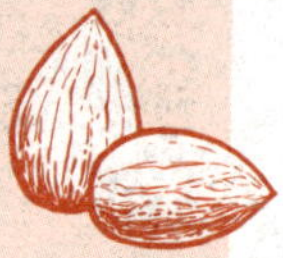

药名・松子仁
性味・性温，味甘
归经・归大肠、肝、肺经
功效・润肺止咳，润肠通便

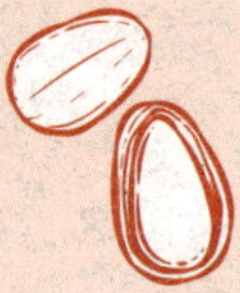

药名・郁李仁
性味・性平，味辛、苦、甘
归经・归脾、大肠、小肠经
功效・下气利水，润肠通便

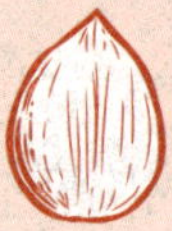

三仁粥 止咳平喘，下气利水

源自 民间验方

材料 桃仁、松子仁各 5 克，郁李仁 3 克，大米 20 克。

做法

1. 大米洗净，用水浸泡 30 分钟；桃仁、松子仁、郁李仁分别洗净。
2. 将桃仁、松子仁、郁李仁捣烂，加水滤取汁液，将药汁与大米一同煮粥即可。

按摩肺经、揉脾俞、揉丰隆，化痰湿止咳嗽

中医认为咳嗽不止、咳痰黏稠、呼吸不畅、胸闷气短等症状是体内痰湿之邪积聚导致的，平常按摩肺经，揉揉脾俞、丰隆，可以帮助减轻不适症状。

按摩肺经，补益肺气

肺经，全称手太阴肺经，循行于上肢，是人体很重要的一条经脉。肺经上共有 11 个穴位：中府、云门、天府、侠白、尺泽、孔最、列缺、经渠、太渊、鱼际、少商，在日常生活中，循肺经按摩，或者用手掌轻轻拍打循行部位，能够补益肺气。拍打时要注意力度，用力过度会泻肺气。

揉脾俞，祛湿消痰

［原理］脾俞具有强健脾胃、行气祛湿的功效，对于痰浊湿盛导致的咳嗽痰多、关节酸痛、周身困重、食欲不振等有一定的调理作用。

［定位］位于下背部，第 11 胸椎棘突下，后正中线旁开 1.5 寸处。

［方法］用拇指指腹按揉脾俞穴 3~5 分钟，每天 2~3 次，按揉至有热胀感。

揉丰隆，化痰止咳

［原理］丰隆可以调和胃气、除湿化痰，能改善胸闷气短、咳嗽咳痰、恶心呕吐等症状。

［定位］在小腿外侧，外踝尖上 8 寸，胫骨前肌的外缘。

［方法］食中二指并拢，按揉丰隆穴 50~100 下，以有酸胀感为宜。

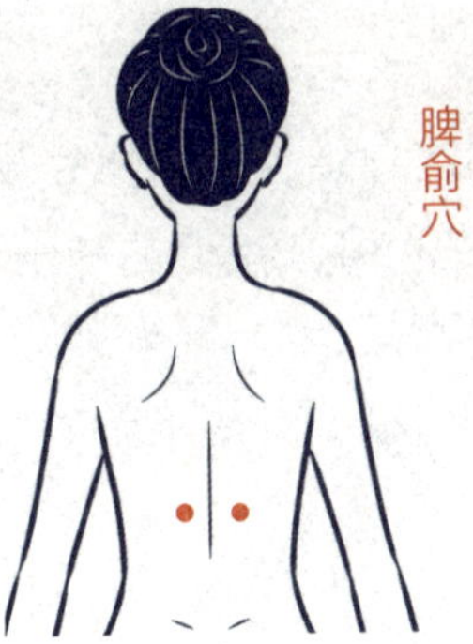

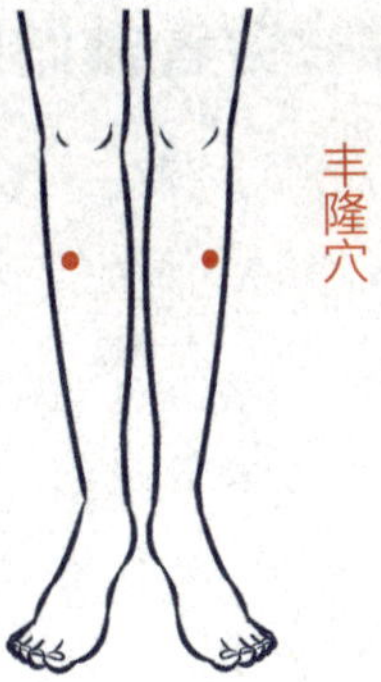

体内痰湿重，浑身疲倦不想动

慢性疲劳，常和体内痰湿有关

慢性疲劳是指身体长期处于疲劳的状态，一般表现为嗜睡、乏力、懒动、肌肉酸痛、活动迟缓、神志恍惚、无精打采等。中医认为，这不是懒，而是痰湿内阻的缘故。

整天困倦懒动，是痰湿之邪在捣乱

很多人认为神疲体倦是因为身体虚弱，需要多吃东西补充体力，但这种长期的疲劳状态，靠多吃东西来补是没有用的，反而容易越吃越“累”。因为问题出在疏通上，而不是补给。

体内痰湿严重会导致头身困重，很多人用“身体像灌了铅一样沉重”来形容这种疲惫的感觉。要想减轻身体的“负担”，首先要祛除体内痰湿之邪。脾失健运，痰湿内生，会堵塞“管道”，食物无法转化成能量，吃得越多堵塞越严重，只有把痰湿排出后，“管道”恢复通畅，才能从根本上改善疲劳不想动，变得精力旺盛，精神饱满。

慢性疲劳者需做好这几点

慢性疲劳者要注意改善日常生活习惯：做到饮食结构多样化；规律作息，保证7~8小时的睡眠，不要长期熬夜；学会放松心情，减少精神压力，调节情绪。

慢性疲劳会对身心造成伤害，发现后要及时调整，以免小病拖成大病。

疲乏嗜睡，萝卜饼除痰湿效果佳

中医认为，实则泻其子，肺属金，脾属土，土生金，故肺为脾子，当痰湿困脾时，可以通过清肺化痰来健脾利湿，萝卜饼就是一款既养肺又健脾的美食，可以缓解因湿气困脾导致的疲劳嗜睡问题。

白萝卜是降气化痰的“小人参”

白萝卜被誉为蔬菜中的“小人参”，可以降气化痰、行气消胀，驱除体内的痰湿之浊，改善困倦乏力、肢体沉重、精神萎靡等症状。

猪瘦肉能养脾胃，补虚乏

猪瘦肉有益气养血、补虚的功效，吃些猪瘦肉可以调畅气血，使身体活力满满，减轻疲惫之感。

萝卜饼 健脾消食，理气化痰

源自 《清宫食谱》

材料 白萝卜、面粉各250克，猪瘦肉100克。

调料 葱末、姜末、盐各适量。

做法

1. 白萝卜洗净，去皮，切丝；猪瘦肉洗净，切碎。
2. 将白萝卜丝、猪瘦肉碎、葱末、姜末和盐搅拌均匀，制成馅料；面粉和水制成皮；面皮包入馅料，做成小饼。
3. 锅中倒油烧热，放入小饼，煎至两面金黄即可。

杨力中医课堂

勤做伸展体操能恢复体力

在工作空隙可以挺直背部，握拳，伸直拇指，两臂向后，拇指指尖垂直指向后背，在身体和椅子接触的部位及向上10厘米的面积区域，用拇指戳点，动作要慢。这个动作能舒筋活络，促进气血流通，缓解疲乏。

喝一杯薄荷饮，振奋精神解困乏

长时间的工作和学习会让人头脑昏沉、思维迟缓，这时来一杯薄荷饮，可以赶走睡意，让人瞬间清醒。

薄荷能提神醒脑

薄荷具有独特的清香，闻后可使人神清气爽，有清浊气、解困乏的功效。从营养学角度看，薄荷含有薄荷醇、薄荷脑，能够刺激神经，提高人的注意力，振奋精神。

菊花可缓解视疲劳

菊花能够清肝明目，改善因劳累导致的视物模糊等症状，有效缓解眼部疲劳。此外，菊花还有疏风清热的作用，可以促进头部的气血循环，缓解头晕、困倦等不适。

薄荷饮　清利头目，振奋精神

源自　民间验方

材料　薄荷、菊花各 5 克。

调料　白糖 2 克。

做法

1. 薄荷洗净，切碎；菊花洗净。
2. 锅中放入菊花、白糖，加入适量清水，熬至汤浓，放入薄荷碎，再煮 10 分钟即可。

中药小档案

药名 · 薄荷
性味 · 性凉，味辛
归经 · 归肺、肝经
功效 · 清利头目，疏散风热

药名 · 菊花
性味 · 性微寒，味甘、苦
归经 · 归肺、心、肝经
功效 · 清肝明目，散风清热

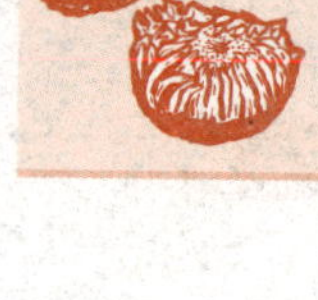

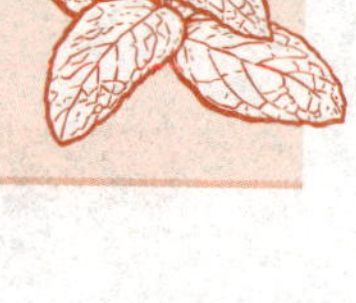

有痰湿“懒得动”，两个小动作轻松解决

身体中的湿邪累积越多，人就越不想动，这里分享两个小动作，可以升发体内阳气，加速湿气排出，帮助大家变得生龙活虎。

金鸡独立

［方法］练习时，双眼微闭，两手自然放在身体两侧，任意抬起一只脚，集中注意力，支撑脚有酸痛感时，换另一只脚。

［功效］人体足部有 6 条重要的经络通过，练习金鸡独立可以调节虚弱的经络，还能引血下行、引气归元，调畅肝、脾、肾的气血，恢复精力，延缓衰老。

［注意事项］金鸡独立时不要睁开双眼，这样才能充分调动和刺激大脑神经，对身体各个器官的平衡进行调节。

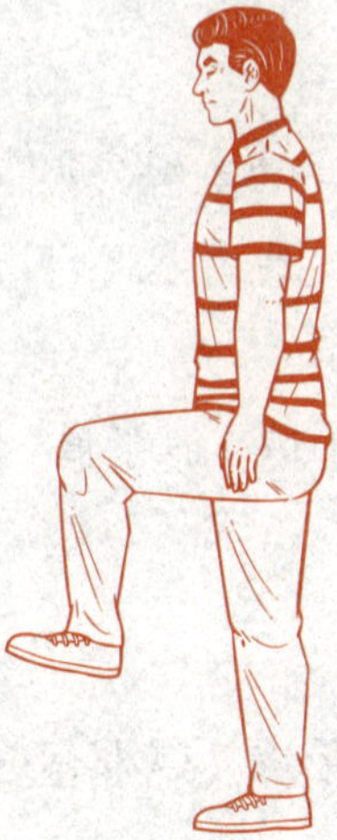

站桩

［方法］两脚分开与肩同宽，然后两膝微曲，稍向内扣，两髋内收；肩背挺直，肩颈放松，两臂微曲，两手握拳放于腰间，眼睛直视正前方，坚持 3~5 分钟。

［功效］站桩可以补充人体阳气，促进气血运行，帮助排除痰湿之邪，增强身体的活力。

［注意事项］站桩时要保持心神宁静，自然呼吸，身心放松。

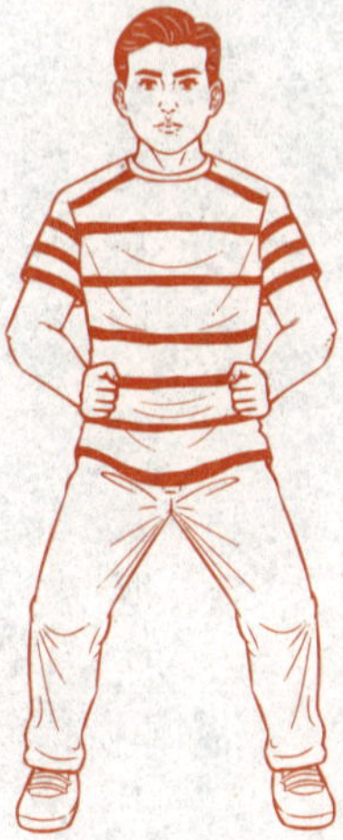

杨力中医课堂

健康祛湿，谨记“三少”原则

少饮酒，酒精会助长湿气，引起各种疾病。因此，酒小饮即可，千万不要喝多。少贪凉，一些寒性或凉性的食物，会导致体内的阳气不足，加重体内的湿气积聚。少吃重口味的食物，重口味食物不易消化，易加重肠胃负担，引起肠胃功能紊乱，从而影响水分及营养物质的代谢。一旦水分代谢出现问题，体内的湿气无法排出，湿气便会加重。

专题

不同痰证的调理方法

对『痰』的调理难度较大。打个比方：『痰』好比油漆，黏在那里，需要反复地『磨』『抠』，一点一点地将它去掉。中医治『痰』的方法有化痰、涤痰、消痰。下面介绍一下不同痰证的调理方法。

寒痰　寒邪袭肺，导致肺内津液凝聚成痰

痰呈白色，患者怕冷，喜热饮，舌苔薄白或腻。

〔**小青龙汤加减方组成**〕桂枝、干姜、制半夏、细辛、杏仁、白芥子。气喘者可加炙麻黄。

风痰　由风邪侵肺导致

起初痰白稀，后转为黄黏痰，患者怕风，舌苔初起白，后转薄黄。

〔**杏苏饮加减方组成**〕杏仁、苏叶、荆芥、前胡、桔梗、白前。痰色转黄，加胆南星、连翘、金银花。

湿痰　由湿邪入侵，肺、脾功能失调引起

痰为白色稀水样，患者出现身重、倦乏或便溏等症，舌苔薄白或白腻。

〔**二陈汤加味方组成**〕制半夏、橘红、茯苓、炙甘草、杏仁、薏苡仁、苍白术。

燥痰　由气候干燥、燥邪侵肺所致

痰黏稠不易咳出或有咯血，患者感觉口鼻咽干燥，舌苔薄黄。

〔**清燥救肺汤组成**〕北沙参、天冬、麦冬、生石膏、炙枇杷叶、杏仁、生地、贝母、玉竹。

注：本页涉及方剂仅供参考，具体使用前请咨询专业医生。

PART 5

除寒湿、远离易感冒、慢性腹泻、腰腿疼痛、手脚冰凉

党参

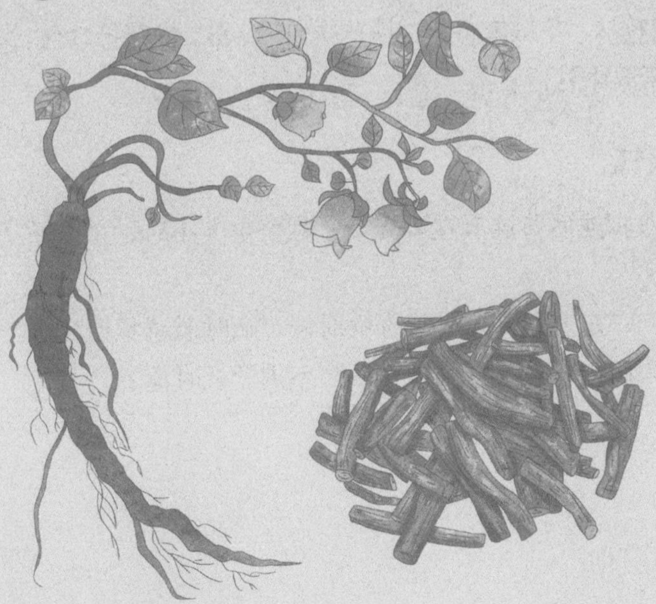

天气转凉就感冒，除寒湿强体质

寒湿侵肺，就容易反复感冒

中医认为，肺主皮毛，风寒袭表会伤到肺；肺主肃降，肺部受邪，肃降不利则肺气上逆，表现为频繁地感冒咳嗽。现代人多贪冷饮、凉食，更容易加重身体寒湿，表现为身冷体倦、气短气急、咳泡沫状稀白痰等症状。

寒湿重，肺难安

肺主气，气喘或咳嗽是肺气不收不降的表现。肺气受到寒气逼迫会通过上逆来抵抗，这时不能单纯收肺气，需要先发散外寒，可用辛温解表方剂，比如桂枝汤、麻黄汤等。

吃些辛温食物祛寒除湿

生姜、大茴香、桂皮、孜然、花椒等香料，具有祛寒、除湿、发汗等功效，做菜时适当放一点，有助于温中祛湿。

晒太阳逼出体内寒气

在天气好的时候，将双脚或后背裸露在阳光下，晒至少半小时，可以帮助驱走体内寒气。

晒太阳要选好时间段，一定要避开紫外线强的时候。晒时以感觉温暖舒适、微微出汗为度。晒太阳后，人体毛孔开放，回到室内要及时添衣，避免风寒内敛，引发感冒。

黄芪、党参代茶饮，季节变换防感冒

寒邪是阳气的天敌，一旦入侵人体，最先损伤的就是阳气。人体阳气受损，卫阳不固，遇到季节变换，温度忽高忽低时，更易感冒。

季节变换埋风险，扶正固表有良方

季节变换时气温波动，早晚温差较大，感冒的人明显增多，特别是小孩或老人，更容易反复感冒。这主要与身体的正气虚弱、卫外功能不足有关。正如《黄帝内经》中说："邪之所凑，其气必虚。"

中药黄芪具有补气固表的功效，能在一定程度上提高人体的免疫功能，预防感冒。黄芪配党参是补肺气的绝佳组合，二者搭配能够有效增强肺部功能，使人体呼吸变得更顺畅。每逢换季容易感冒的人，平时可用黄芪、党参代茶饮，有助于抵御外邪、防治感冒。

黄芪党参茶适合哪些人

1. 平时气虚无力，肢体疲倦，出汗多的人。

2. 天气一冷，就胸闷气短、呼吸浅短难续、咳声低微的老慢支患者。

3. 容易气喘，特别怕冷，动不动就感冒的人。

中药小档案

药名·黄芪
性味·性微温，味甘
归经·归肺、脾经
功效·补气升阳，固表止汗，行滞通痹

药名·党参
性味·性平，味甘
归经·归脾、肺经
功效·健脾益肺，养血生津

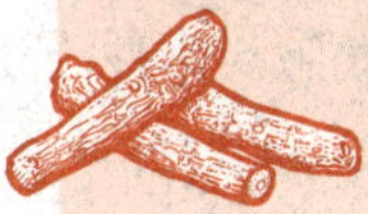

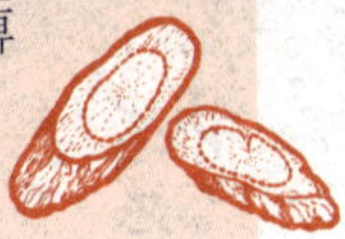

黄芪党参茶 补气固表

源自 民间验方

材料 生黄芪10克，党参6克。

做法 将以上材料直接冲泡饮用或水煮5分钟后饮用。

风寒感冒流清涕，喝杯五神汤

风寒邪是导致感冒的主要原因。对于风寒感冒，中医多从“其在皮者，汗而发之”进行调理。

风寒感冒的表现

1. 外感风寒，肺气被束失宣而咳嗽，寒属阴，故痰呈稀白泡沫状。

2. 鼻为肺窍，肺气失宣，故鼻子不通气、流清涕。

3. 邪犯肺卫，卫气被遏则不温肌肤而感到怕冷，甚至打寒战；卫表失和，腠理闭塞所以无汗。

4. 风寒外袭，肌表经络气血不通畅，故头身疼痛。

调理重在出汗

调理风寒感冒，关键是发汗，让肺的宣发功能恢复正常。

生姜味辛、性微温，解表发汗而不伤津液。一提到祛寒发汗，许多人首先想到的是生姜红糖水。其实，中医祛寒解表的药膳还有很多，这里推荐一个方子叫“五神汤”。

五神汤　发汗解表

源自　《惠直堂经验方》

材料　荆芥、苏叶、生姜各 10 克，茶叶 6 克，红糖 15 克。

做法

1. 将荆芥、苏叶洗净，与茶叶、生姜一起放入砂锅中加水用小火煎煮 15 分钟。
2. 把药渣去掉，加入红糖即可。

用法　趁热饮服，让身体发热出汗。

禁忌　1 岁以内的婴儿不建议使用；儿童药量减半。

姜糖紫苏叶饮，寒湿感冒轻松除

有时，阴雨绵绵、天气闷湿，稍微动一下易出汗，稍一减衣服易感冒、咳嗽，服感冒止咳药却总不见好，这是因为寒湿邪侵袭人体，而西药的感冒药多为寒性，对发热、咳嗽吐黄色浓痰为主的热证效果较好，对于因感受寒湿之邪的感冒咳嗽（症状为恶寒、肢体重困、鼻塞流清涕或咳嗽吐白色泡沫痰或白色黏痰）则效果不明显。此时，不妨喝些姜糖紫苏叶饮，促进体内寒湿排出。

帮你赶走体内寒湿气的中药搭配

人体阳气充足，寒湿气自然难以在体内停留。湿邪易耗伤人体脾阳之气，所以可用紫苏叶、生姜等性温味辛属“阳”性的药物。

《本草化义》中说：“紫苏叶为发生之物，辛温能散，气薄能通……凡属表症，放邪气出路之要药也。”淋雨受凉之后，喝杯紫苏叶水或用紫苏叶来泡脚，是祛除体内寒湿气快而有效的方法。

寒湿邪侵入肌表，如果置之不理，就会进入肠胃，造成食欲减退、恶心、呕吐、腹痛、腹泻等症状。生姜和胃止呕，紫苏叶散寒解表，红糖健脾暖胃，三者合用的姜糖紫苏叶饮正好可以派上用场。

中药小档案

药名·紫苏叶
性味·性温，味辛
归经·归肺、脾经
功效·解表散寒，行气和中

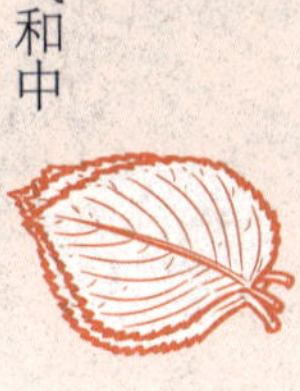

姜糖紫苏叶饮 温经解表，散寒湿

源自 《本草汇言》

材料 生姜 3 克，紫苏叶 6 克，红糖 8 克。

做法

1. 将生姜洗净，切成细丝；紫苏叶洗去浮尘，同入茶杯。
2. 茶杯中加红糖，倒入沸水 200～300 毫升，加盖闷泡 5 分钟，趁热饮用。

按摩大椎和风府，感冒绕道走

冬春流感高发时按摩穴位，可以有效防治感冒。按摩大椎穴和风府穴可以调理感冒症状，没有感冒时按摩能够驱散寒气、固护卫气。

按摩大椎穴，解表退热

［原理］大椎穴是手、足三阳经与督脉的交会穴，被称为“阳中之阳”，具有统领一身阳气的作用，人体的阳气具有抗御外邪的作用。大椎穴具有解表退热、温经通络的作用，是改善各种发热性疾病的要穴。

［定位］在背部脊柱区，第 7 颈椎棘突下凹陷中，后正中线上。

［方法］用中指着力于大椎穴上，做轻柔和缓的环旋转动按摩 3 分钟。

按摩风府穴，驱散风邪

［原理］风府穴为各条阳脉的门户，人感受风寒都是从风府穴开始的。在人体容易遭受风邪袭击的地方常命名为“风”，如风府、风池、风门、翳风等。在这些风穴当中，尤以风府为最，无论风寒风热，风府都为有效调理之主穴。

［定位］位于颈后区，枕外隆凸直下，两侧斜方肌之间的凹陷处。

［方法］用双手中指或者拇指点按风府穴，每天点按 2 次，每次 3~5 分钟。

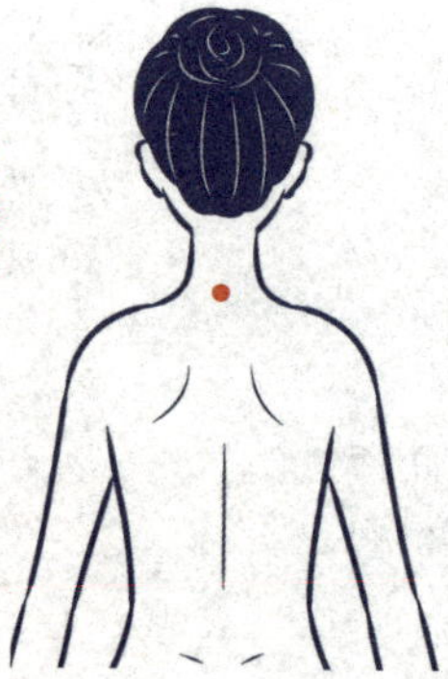

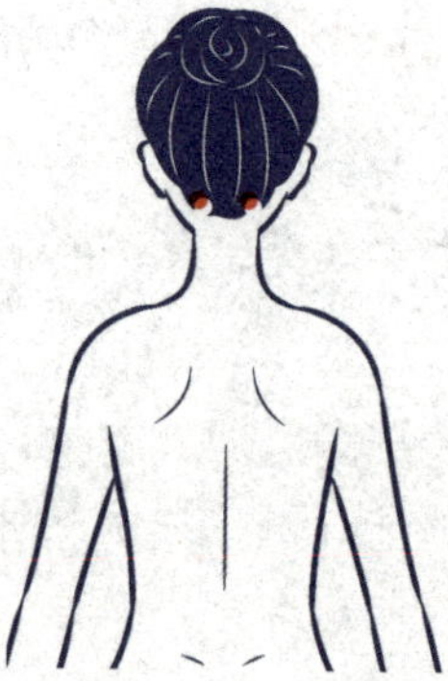

慢性腹泻多为因寒湿伤脾胃

怕冷易腹泻，祛寒湿暖脾胃可改善

中医认为，寒湿之邪侵及中焦，易引起脾胃阳虚，导致水谷不化，腹胀呕逆，肠鸣泄泻，造成急慢性胃肠炎等疾病。

脾胃最怕寒湿

脾胃是维持生命活动的重要脏腑，其升降作用构成了人体气机升降的枢纽。脾升则健，胃降则和，二者功能协调，才能保证吃进去的东西正常消化、吸收和排泄。而脾喜燥恶湿，胃喜温恶寒，一旦寒湿侵入，脾不健运、胃不受纳，就会扰乱脾胃的升降气机，导致水液代谢失常。

现代医学也发现，在冬季寒冷潮湿的环境中，身体会进入应激状态，使胃部的血管痉挛、收缩，胃内血流量下降。在这种情况下，胃部因缺血缺氧，容易出现胃痛、消化不良、腹泻、恶心等症状。

从吃上暖脾胃

平时怕冷或脾胃虚寒的人，可以吃些胡椒、生姜、大葱、香菜、辣椒、韭菜、牛肉、羊肉、猪肚、带鱼、虾、核桃、板栗、红枣等食物来温暖脾胃。

在烹饪生菜、苦瓜、黄瓜、茄子等凉性蔬菜时，最好加入姜丝、葱丝、辣椒丝等，以中和其寒凉之性。如果非要吃冷食，最好先吃一些热食“垫底”，以防止冷食直接刺激肠胃。

大多数水果性偏凉，食用的时候最好蒸一下。很多家长知道在给宝宝喂食苹果、梨子等水果时，要先在锅里蒸一下，既绵软可口，又有助于消化。肠胃不好、经常腹泻的成人也可以用这种方法吃水果。

肚子受凉拉稀，喝生姜胡椒红糖水

有的人腹部怕风、怕冷，一遇寒风吹或吃些生冷食物，就腹痛、肠鸣、大便清稀，按摩或热敷腹部可使疼痛减轻。这种人可以喝生姜胡椒红糖水来调理。

天凉好个秋，莫为腹泻犯愁

因着凉引起的消化不良导致的腹泻是秋季腹泻中很常见的一种。这种腹泻往往症状较轻，除了腹泻以外，没有出现发热等感染症状。对于此类腹泻，注意保暖、调整饮食即可缓解。

胡椒是个宝，寒湿不来找

胡椒的主要成分是胡椒碱，能祛腥、解油腻、消积食；胡椒性温热，对胃寒所致胃腹冷痛、肠鸣腹泻有很好的缓解作用。胡椒搭配生姜，促发汗、散寒湿的效果更强。佐以红糖和胃，更好入口。

生姜胡椒红糖水 散寒化湿止泻

源自 《中国药膳学》

材料 生姜10克，白胡椒10粒，红糖适量。

做法

1. 白胡椒捣碎；生姜洗净、去皮切片。
2. 白胡椒碎、生姜片和红糖一起放入锅中，加水300毫升煮沸，趁热一次服下发汗。

杨力中医课堂

腹泻后不能禁食

有的人腹泻了，认为："我现在吃啥拉啥，所以啥都不能吃。"实际上，这样会导致人体水、电解质紊乱，进一步加重病情。正确的做法是保持饮食清淡易消化，不过度增加肠胃的负担，多补充水分，也可以口服补液盐等。

枸杞山药牛肉汤，祛湿散寒止脾虚泻

脾虚的人易出现怕冷、腹泻、腹痛、腹胀等现象。脾主肌肉，脾虚时，人体没能力将营养物质运给四肢以维持它们的正常生理活动，所以，脾虚的人容易面色萎黄、肌肉消瘦、倦怠乏力。

体内有寒湿，要健脾气、暖脾阳

体内有寒湿，第一要健脾气。因为体内产生的多余水液都要靠脾来运化，然后转输至肺和肾，通过肺、肾的气化功能，化为汗和尿排出体外，防止湿、痰、饮等病理产物的生成。第二要暖脾阳，脾阳的温煦推动作用是脾胃消化、吸收的动力。

健脾祛湿，山药、黄牛肉显奇功

山药、黄牛肉是健脾益气的佳品。山药不仅能补气，增强脾胃动力，帮助消化，还能通过补气而固涩，缓解慢性泄泻。《韩氏医通》记载：“黄牛肉补气，与绵黄芪同功。”相比水牛肉而言，黄牛肉补气血、暖脾胃的作用更好，更适合脾胃虚弱的人。

枸杞山药牛肉汤 健脾暖胃

源自 民间验方

材料 黄牛肉 150 克，山药 100 克，芡实、桂圆肉、枸杞子各 10 克。

调料 葱段、姜片、料酒、清汤、盐各适量。

做法

1. 黄牛肉洗净，切块，焯水捞出沥干；山药洗净，去皮，切块；芡实、枸杞子、桂圆肉洗去杂质备用。
2. 砂锅内放入清汤，放入牛肉块、葱段、姜片，大火烧开后，加入料酒，改小火炖 2 小时，放入山药、芡实、枸杞子、桂圆肉，小火炖 30 分钟，加盐调味即可。

中药小档案

药名·枸杞子

性味·性平，味甘

归经·归肝、肾经

功效·补肾益精，养肝明目，补血安神

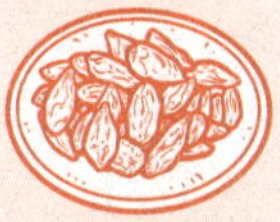

核桃芡实粉，小妙方缓解“五更泻”

“五更泻”也称为晨泻，多见于中老年人。具体表现为在凌晨3~5点时，肚脐周围会隐隐作痛，醒来后特别急于上厕所，而后一整天也不会出现腹泻。另外，还多伴有怕冷、四肢冰凉、神疲乏力等症状。

“五更泻”是怎么回事

中医认为，“五更泻”主要是由于脾肾阳虚所致。脾肾两脏相互协作，共同完成水液的代谢。如果脾气虚弱，运化不健，易导致肾精不足。如果肾阳不足，不能温煦脾阳，导致脾阳也虚，则形成脾肾阳虚，就表现为腹部畏寒、腰膝酸冷等。

一般认为，脾肾阳虚证多与体内寒湿重有关。故有这种病证者，在气温较低的时节，尤需注重腹部及下肢的保暖，忌食生冷食物，以防加重腹泻。

核桃补肾助阳，芡实固肾健脾

中医认为，核桃仁味甘、性温，具有补肾助阳、温肺定喘等功效。核桃仁炒后熟吃可补肾，加热可增强其温补肾阳的作用，很适合“五更泻”患者食用。

芡实有收敛固涩的作用，能补脾兼祛湿，益肾兼固精，主治脾虚久泻及肾虚下元不固诸证。

炒核桃仁 温肾助阳

源自 民间验方

材料 核桃仁200克，芡实50克。

做法 将核桃仁和芡实用小火炒熟后，研成粉。

用法 用热水冲服，每日2次，每次服10~15克，服用数日后，晨间腹鸣、腹痛及泄泻会逐渐好转。此方对体质虚弱及营养不良者也很适用。

小建中汤，治小儿腹痛腹泻响当当

有的孩子平时体质虚弱，当气温变冷，寒邪易侵袭腹部，导致急性腹痛、腹泻。具体表现为阵发性腹痛或大便溏、小便清利、面色发青、怕冷，甚至手足发凉，这时可用小建中汤加减进行调理。

温中补虚善用小建中汤

小建中汤源于张仲景的《伤寒论》，名“小建中”者，意为小小建立中焦脾胃之气也。虽然桂枝汤与小建中汤组成药物仅差一味，但功能主治不同。小建中汤可用于调理胃及十二指肠溃疡、慢性肝炎、慢性胃炎等属中焦虚寒、肝脾不和的病变。

小建中汤，能使小儿长肉

许多医生认为小建中汤是治“虚劳病”的，其实它也是体质虚弱儿童的补虚调理良方。6岁前的孩子，脏器功能发育还不完善，尤其是消化系统功能，用小建中汤能够调理脾胃，使儿童长肉。

小建中汤 散寒暖胃，缓急止痛

源自 《伤寒论》

材料 白芍、饴糖各10克，桂枝5克，炙甘草3克，生姜8克，红枣3枚。

做法 除饴糖外的材料水煎取汁，加入饴糖，小火溶匀。

用法 每日1~2次，温服。

禁忌 有呕吐或中满症状（脾胃湿热）的患儿、外感风热表证未清者不宜服用；因阴虚火旺导致胃脘疼痛的患儿禁服。

中药小档案

药名·白芍
性味·性微寒，味苦、酸
归经·归肝、脾经
功效·养血敛阴，柔肝止痛

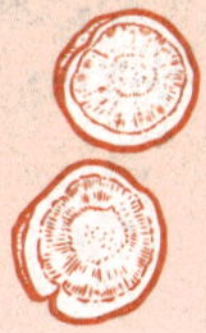

药名·桂枝
性味·性温，味辛、甘
归经·归心、肺、膀胱经
功效·发汗解肌，温通经脉

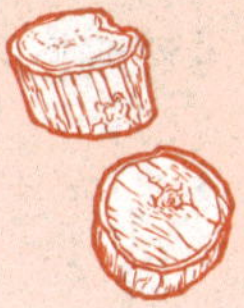

经常拉肚子，用肉桂丁香敷肚脐

肉桂、丁香是温热散寒的中药，可改善阳虚引起的腹泻、胃痛、手脚冰凉。用肉桂、丁香作为药贴，贴敷在肚脐上，能够缓解受寒凉引起的腹泻。

肉桂丁香贴，暖肠胃止胃痛

肉桂丁香贴，主要由肉桂、丁香、吴茱萸、木香、苍术、五倍子等中药材组成。中医认为，吴茱萸、丁香辛温热，可除寒呕、温胃；木香微温，行气止痛；肉桂辛热，温通经脉；苍术苦温，健脾燥湿；五倍子味酸，收敛固涩。这些药合用敷贴于神阙穴，具有散寒湿、暖肠胃，缓解腹胀腹泻、胃冷痛的功效。

中药小档案

药名·肉桂
性味·性大热，味辛、甘
归经·归脾、肾、心、肝经
功效·散寒止痛，补火助阳，温通经脉

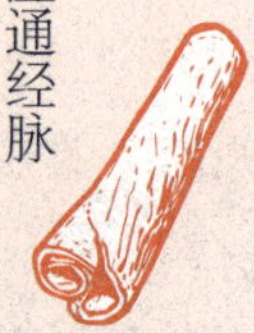

药名·丁香
性味·性温，味辛
归经·归肺、胃、脾、肾经
功效·温中降逆，散寒止痛，温肾助阳

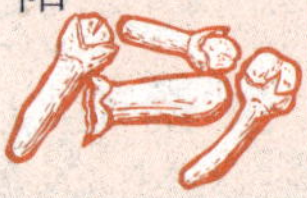

肉桂丁香贴家庭使用方法

药物：苍术 12 克，肉桂、丁香、吴茱萸、五倍子各 10 克，木香 5 克。

方法：将以上药物共研成细末，混匀后加食醋适量调成糊状，敷于脐部，用胶布或伤湿止痛膏严封固定，每两天换 1 次药。

注意：如果出现皮肤瘙痒症状一定要停止使用，避免用手搔抓，防止发生继发性感染。

杨力中医课堂

慢性腹泻的饮食调理

不宜食用生冷不洁之品，及性味寒凉、有碍脾胃消化功能、有滑肠作用的食物，如香蕉、梨、菠菜、鸭肉等。而干姜、山药、莲子、苹果、小米、山楂等具有健脾止泻作用的食物可择而食之。宜常食各种米粥，不仅可以通利小便，而且有助于腹泻的康复。

经常腰腿疼痛，可能根源在寒湿

经常腰腿疼痛：寒湿侵入骨骼所致

寒湿凝聚阻滞经络，流注于关节、肌肉，致使气血不通，不通则痛；寒湿为阴邪，使四肢疼痛、沉重、乏力。中医认为，风寒湿合而为痹，会造成腰腿疼痛。对于痹症，关键在于祛寒湿、通经络。

风寒湿邪是痹症的基本病因

早在《黄帝内经·素问·痹论》中就提出“风寒湿三气杂至，合而为痹也。其风气胜者为行痹，寒气胜者为痛痹，湿气胜者为着痹也”，指出风寒湿邪为痹病的基本病因。

风湿性关节炎、类风湿性关节炎、强直性脊柱炎、腰椎颈椎骨质增生、腰椎颈椎间盘突出症、坐骨神经痛、痛风等，在中医里均属于痹症。痹症调理重在宣通脉络，使气血运行通畅。

别让寒湿邪气伤了关节

1. 潮湿天气勿开窗通风，保持居住环境干爽。如果室内地面已经潮湿甚至“冒水”，可以在地上铺一些旧衣服，既可吸水又可防滑，同时在室内使用抽湿机进行除湿。

2. 体质偏寒的人要多参加有氧运动，如快走、游泳、慢跑等。运动后不要立即用冷水洗头、沐浴。

3. 可以在煲汤时适当加入一些健脾祛湿的药材，如白扁豆、薏米、茯苓。

陈香肉粥，腰腿疼痛无须忧

有的人遇阴雨天或受寒后，腰腿痛非常明显，痛处喜温恶寒，得热则减轻。这是典型的寒湿型腰腿痛，可用陈香肉粥进行调理。

比补阳更重要的是通阳

在中医看来，通阳比补阳气更重要。打个比方，人体就像一个大熔炉，阳气就是柴，如果寒湿侵袭，火力不足，只需要加些柴就行了，这就是补阳气。如果这个炉子上下并不相通，阳气根本没法把热量传递过去，就算下面添再多的柴也是无用功，这时就要通阳。

陈香肉粥以花椒的辛辣发散为引，通窜体内气机通道，陈皮、丁香、益智仁可增强发散之效，温补中焦阳气，再加上羊肉温肾补阳、益气补血，补足、通畅身体阳气，从而驱寒祛湿。

陈香肉粥 散寒除湿，温经通络

源自 《中医食疗学》

材料 羊肉150克，大米50克，益智仁15~30克，陈皮10克，花椒、丁香各5克。

做法

1. 将所有中药材放入砂锅内煎煮30分钟以上，过滤取药汁备用；羊肉洗净，切成薄片。
2. 大米洗净，放入锅中加适量清水煮粥，煮至米粒开花时倒入药汁、羊肉片稍煮即可。

中药小档案

药名·益智仁
性味·性温，味辛
归经·归脾、肾经
功效·温脾暖肾，固精止泻

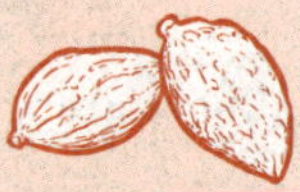

杨力中医课堂

腰痛患者为什么在秋冬季会猛增

除久坐少动等原因外，秋冬气候的剧烈变化是导致腰椎间盘突出症患者增加的重要原因。冬季寒湿邪气侵袭，会导致腰背部肌肉紧张痉挛，小血管收缩，使腰椎局部肌力平衡失调，椎间盘内的压力增高，引发或加剧椎间盘突出的症状。所以中老年人在秋冬季尤其要注意保暖。

艾灸委中、腰阳关，温阳散寒止疼痛

中医常用灸法祛除寒湿之邪，使阳气通畅。常在委中、腰阳关等穴位上做艾灸，可以舒经活络，减轻腰腿疼痛。

艾灸委中穴舒筋通络

［原理］委中穴为膀胱经合穴，是腰背下肢气血的总开关，有舒筋活络、调理气血的作用。《四总穴歌》上提到“腰背委中求”，意思是指凡腰背酸痛都可取委中穴进行调理。

［定位］位于膝盖后面，腿屈曲时腘窝横纹的中点处。

［方法］点燃艾条，对准委中穴，距离皮肤 1.5～3 厘米处温和施灸，每次 15～20 分钟。

艾灸腰阳关穴强腰膝

［原理］腰阳关是阳气通行的关隘，具有振奋阳气、祛寒除湿、舒筋活络、强腰膝、益下元等作用。

［定位］在背部，第 4 腰椎棘突下凹陷中，后正中线上。

［方法］点燃艾条，对准腰阳关穴，距离皮肤 1.5～3 厘米处温和施灸，每次 10～15 分钟。

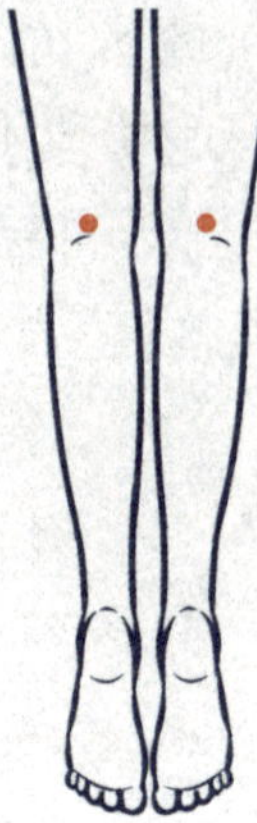

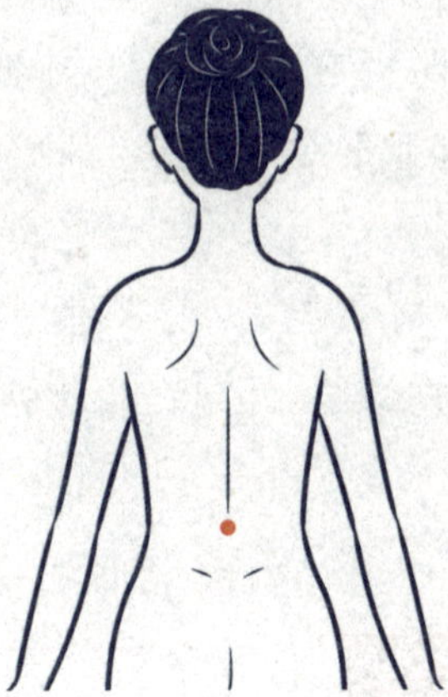

腰部按摩功，疏通气血、健肾强腰

长期久坐，容易引起下焦气血瘀滞，寒湿之邪易侵入，导致腰痛。为了改善久坐引起的腰痛，可以常做几套腰部按摩功，帮助疏通气血、健肾强腰。

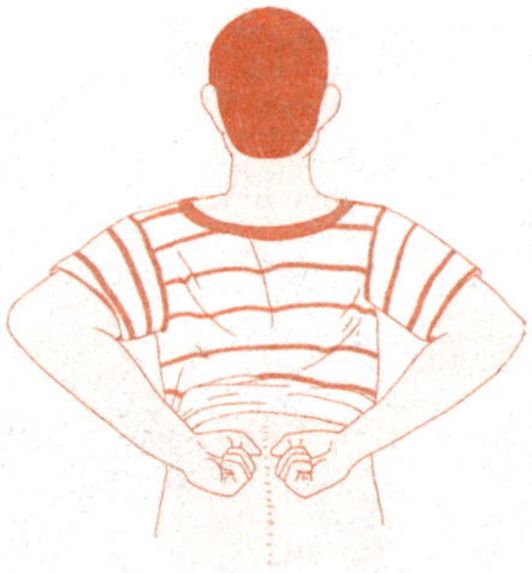

揉腰眼

〔方法〕两手握拳，放在两侧腰眼穴（腰眼穴在腰部第 4 腰椎棘突下后正中线旁开 3.5 寸处）上，先顺时针方向压揉 36 下，再逆时针方向压揉 36 下。

〔功效〕每天按揉腰眼，可活血通络、健腰益肾。

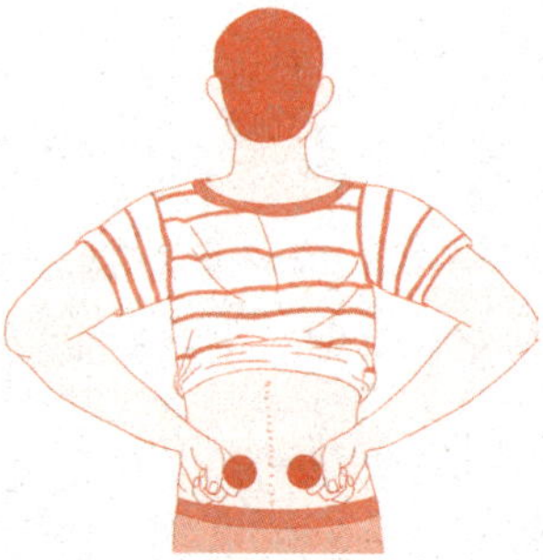

擦腰骶

〔方法〕将手心手背搓热，两手四指握大拇指成拳，以拳背部有节奏地叩击腰部脊柱两侧到骶部，左右各叩击 36 下。

〔功效〕每天叩击腰骶，有活血通络、强壮腰膝的作用。

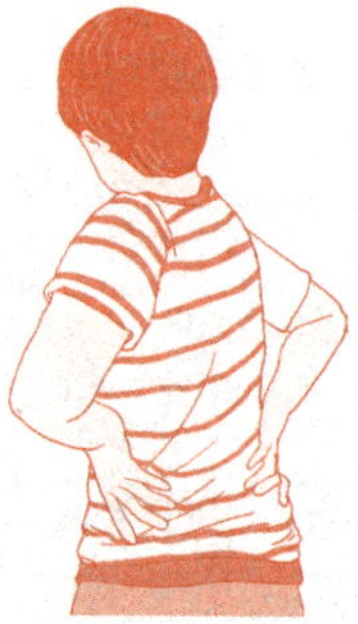

腰部活动

〔方法〕两手相互摩擦至热，双手叉腰，大拇指在前，四指按在两侧肾俞穴处，先向左扭腰 36 下，再向右扭腰 36 下。

〔功效〕每天活动腰部，可舒筋活血、强健腰肌。

延伸阅读

腰为肾之府

中医认为“腰为肾之府”，肾的位置在腰部，腰部是肾的精气所覆盖的区域。肾精充足，腰脊就强壮有力；肾精不足，腰脊就容易受到伤害。肾阳是一身阳气之本，相当于身体里的小太阳，如果肾阳虚衰，腰部经脉缺少温煦、濡养，腰部就会出现冷痛。肾阴是一身阴液之本，相当于身体里的水源，肾阴虚衰，腰部经脉失于濡养，就会导致腰膝酸软。

体内有寒湿，四肢就会冰凉

四肢冰凉，体内寒湿在作祟

中医认为“寒主收引”，寒湿侵犯容易损伤人体阳气，使气血阻滞。人体血管处于收缩状态，血液循环较差，就易出现阳气不达四肢，导致手脚冰凉的问题。

固护阳气才能保卫健康

阳气有抵御外邪的能力，这种能力在中医里叫“卫阳”或“卫气”，卫就是保卫的意思。卫气好比人体的卫士，分布在肌肤表层（腠理），负责抵御风寒湿等外邪，保卫人体的健康。一般来说，阳气旺盛的人能抵御外邪，不生病或少生病；而阳气虚弱的人就很容易生病。

让身体暖和起来

阳气有温暖肢体、脏腑的作用，祛除寒湿最好的办法就是让身体温暖起来。人体气血只有在温暖的环境里，才能在全身顺畅地流通，到达四肢末梢。

在中医学中，让身体温暖起来的方法有很多，《本草纲目》中记载了很多可以养阳的食物，如羊肉、韭菜、核桃仁等，都是补益阳气的。另外，让身体动起来，也可使人体阳气生发，提高免疫力。

民间常讲，“寒从足下生，病从寒中来”。有些人夏天喜欢光着腿、穿凉鞋，甚至秋冬不穿袜子，这样很容易出现手脚冰凉。建议平时多用热水泡脚，可以在水中放生姜、花椒、干辣椒，以促进腿脚的血液循环。足部特别怕冷的人，睡觉时可穿上袜子。

当归生姜羊肉汤，散寒行气、缓解四肢冰冷

体质虚寒的人常表现为畏寒、手足不温、小肚子冷痛、面色偏白等。在医圣张仲景的中医经典《金匮要略》中就说：“寒疝腹中痛，及胁痛里急者，当归生姜羊肉汤主之。”当归生姜羊肉汤，特别适合体寒的人服用。

当归 + 生姜 + 羊肉，补血散寒效果好

当归有活血养血补血的功效；生姜可以温中散寒，发汗解表；羊肉能温中补虚，补血助阳。三者合用，可起到温中补血、祛寒止痛的作用。冬季食用此汤既可饱口福，又能增强御寒能力、强健身体，一举两得。

当归生姜羊肉汤 温中祛寒

源自 《金匮要略》

材料 羊瘦肉 250 克，当归 5 克，鲜姜片 7 克。

调料 盐 3 克。

做法

1. 羊瘦肉洗净，切块，放入沸水中焯烫去血水；当归洗去浮尘。
2. 锅置火上，倒入适量清水，放入羊肉块、当归、姜片，大火烧开后转小火煮至羊肉烂熟，加盐调味，去当归、生姜，食肉喝汤即可。

禁忌 患有皮肤病、过敏性哮喘的人要谨慎食用此汤；平时怕热、易上火、口腔溃疡、手足心热的人，以及风热感冒、发热咽喉疼痛者，不宜服用此汤。

中药小档案

药名·当归

性味·性温，味甘、辛

归经·归肝、心、脾经

功效·补血活血，调经止痛，润肠通便

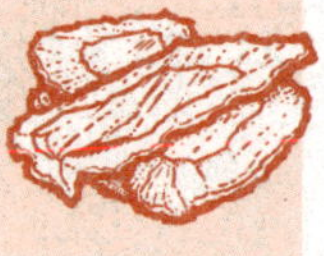

常喝陈皮糯米粥，改善手脚冰凉

很多人都有这样的经历，冬天手脚冰冷，熬碗香喷喷的米粥喝，很快全身就能暖和起来，手脚也热了。这是为什么呢？

让手脚变暖的“暖心粥”

中医认为，糯米熬粥其温暖作用更强，御寒、滋补作用明显。陈皮糯米粥的主要原料为糯米和陈皮。糯米性温而平和，能够和缓地补中益气，增强身体御寒能力。陈皮具有理气和中、燥湿化痰之功效，气香宣散，同补药则补，同升药则升。用陈皮和糯米一起熬粥食用，同补中气而温暖四肢，温能养气，气充则身自热。

如何选购优质陈皮

陈皮，顾名思义，放置的时间越久，其药效越强。传统中医认为，3 年以上的才叫陈皮。

去药店选购陈皮，以皮薄而大、色红、香气浓郁者为佳，以广东新会柑、茶枝柑的柑皮品质最好，处方名广陈皮、新会皮。

陈皮糯米粥 补中益气，温暖四肢

源自 民间验方

材料 陈皮 10 克，糯米 100 克。

调料 红糖 5 克。

做法

1. 将陈皮洗净，掰小块备用。
2. 将糯米淘洗干净，加适量水，先用大火煮沸，再用小火煮至米烂。
3. 放入陈皮块再煮 15 分钟，根据个人口味调入红糖即可。

按按阳池、气冲，让手脚不再冰凉

当出现手脚冰凉时，可以多按摩以下两个穴位，来疏通经络、改善血液循环，使身体暖起来。

按揉阳池穴，温和身体

〔原理〕阳池穴是三焦经的原穴，刺激这个穴位可以恢复三焦经的功能，将热传达到全身，使身体自然暖和起来。

〔定位〕在手腕背侧远端横纹上，指伸肌腱的尺侧缘凹陷处。

〔方法〕每天早晚用双手拇指指腹分别按揉对侧阳池穴各 100 次。

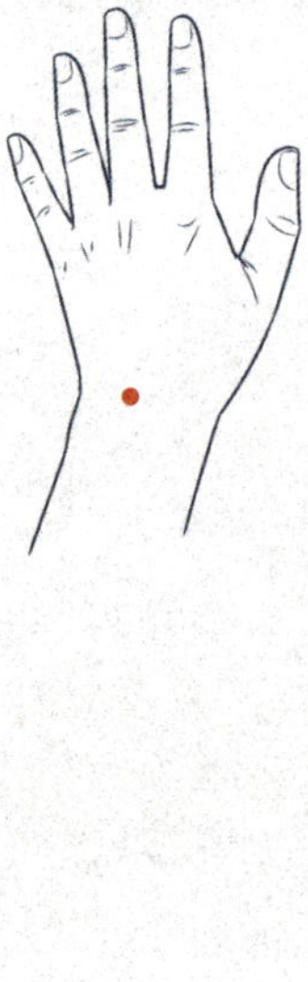

按揉气冲穴，暖下身

〔原理〕气冲穴为足阳明胃经与冲脉交会之穴，此穴为冲脉气血的出口，下有腹股沟动脉。按摩或艾灸此穴有助于促进腿部血液循环，从而温暖下肢。

〔定位〕位于大腿根里侧，在腹股沟稍上方，脐中下 5 寸，前正中线旁开 2 寸。

〔方法〕每天早晚用双手拇指指腹分别按揉对侧气冲穴各 100 次。

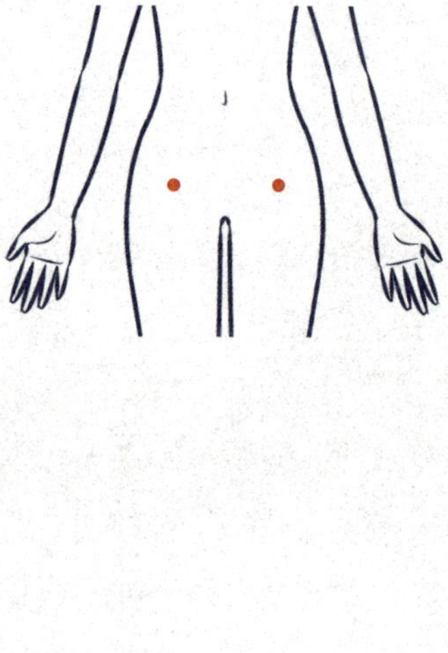

寒湿分五级，调理方法各不同

中医认为，寒湿易阻遏气机运行，损伤阳气，影响全身。按照症状轻重的不同，寒湿可分为五级，大家可根据自身体质状态，辨别调理。

一级寒湿在表皮	
症状表现	皮肤瘙痒，长湿疹、湿疮
养护措施	1. 受寒后，取三枚红枣去核，切两三片带皮的生姜煮一杯姜枣茶喝，让身体发发汗，把皮肤的寒邪发出去 2. 保持日常生活环境的干燥和温暖，注意开窗通风、常晒被褥。如果一定要去阴冷潮湿的地方，可穿上长袖、长裤、袜子，避免肌肤裸露在外，受寒湿侵袭 3. 可以多吃薏米、冬瓜、鲫鱼等健脾祛湿，喝海带薏米冬瓜汤

二级寒湿入肌肉	
症状表现	肌肉酸、困、累、乏。如肩颈肥厚，肌肉无力，腰膝酸软
养护措施	1. 常晒太阳是补阳气的好方法，避开正午，选择在早上 10 点前及下午 4 点后的阳台或空旷场所晒背 2. 多做温和的有氧运动，如快走、慢跑、游泳、骑自行车等，让身体适当出汗，既能排出体内的寒气，又能释放压力 3. 可以适当吃小米、山药、芡实、黄牛肉、黄鱼等健脾的食物。少吃生冷甘腻的食物，多煮小米粥养脾胃

三级寒湿深骨骼	
症状表现	肩痛、腰痛等，引起肩周炎、风湿性关节炎、颈椎病等，阴天下雨关节就痛
养护措施	1. 阴雨天关节痛的人，要减少阴雨天外出，外出要做好防护措施，皮肤、关节不要裸露在外。淋雨后要及时更换衣物、擦干头发和身体 2. 梅雨季节可以在衣柜里挂一些除湿袋、干茶叶，尽量保持居住环境干燥温暖 3. 有太阳的时候经常晒晒后背，有条件可以在督脉和膀胱经的穴位上进行艾灸 4. 多吃山药薏米粥辅助调理

四级寒湿侵五脏六腑	
症状表现	子宫、卵巢、脾胃、肺等出现问题。有畏寒肢冷、腹痛腹泻、周身浮肿、月经不调等症状
养护措施	1. 补脾益肾，温阳，日常可以多吃小米、薏米、芡实、茯苓、山药、莲子、桂圆、核桃、板栗、羊肉等食物 2. 晚上坚持泡脚，可加适量干姜、艾叶或醋等，祛湿排寒，泡脚时间以身体微微出汗为宜。泡脚后可用手掌快速揉搓脚心的涌泉穴，直到有热感为宜 3. 尽量少吃冰激凌、冰西瓜等寒凉性食物，以免增加脾胃负担，可以在三伏天前每周喝一杯姜枣茶，暖脾胃，生阳气

五级寒湿遍全身	
症状表现	出现免疫力低下，寒湿聚集生成痰湿，易长息肉、囊肿等，肿瘤切了又长
养护措施	1. 此时身体已经处于疾病状态，一定要及时就医，听取医生的建议 2. 身体抵抗力差，不要强行做剧烈运动，让自己大汗淋漓、心跳过快 3. 可进食一些可消痰散结的海产品，如海带、海藻、海蜇、牡蛎等

PART

6

除湿热、远离便秘、失眠、湿疹、发热

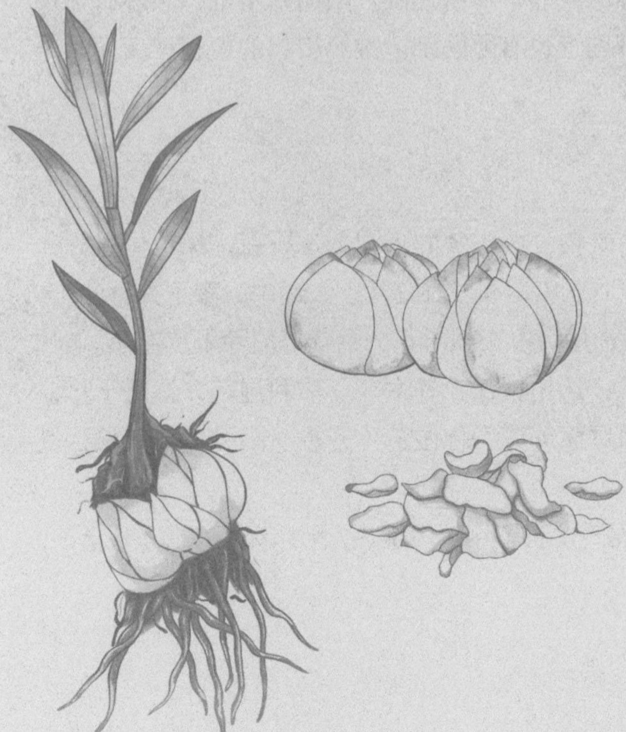

百合

湿热除，大便通

湿热引起的便秘，往往不容易对付

湿热便秘又叫湿秘，是湿热蕴结大肠而致大便秘结不通、排便延长或欲便而艰涩不畅之症。如果有便秘，且解出来的大便不成形，那说明体内的湿气已经很重了，湿气的黏腻性让大便粘在肠子上，不容易排出体外。调理此类便秘，清利大肠湿热、调达三焦气机是关键。

湿热便秘的特点

湿热便秘者，大便困难或里急后重，腹胀脘闷，便溏而滞，舌质红、苔腻或黄腻，肛门灼热或腹中热。

中医认为，祛除湿热，重心在于调理中焦脾胃。阳气旺盛的人，胃热偏盛，邪易化热；阴气偏盛的人，脾湿偏盛，邪易化湿。因而基本证型表现有热重于湿与湿重于热的不同，在调理上也有所区别。湿热引起的便秘，大便时干时溏，交替而作的情况比较多。

湿热，从三焦去调理

中医治病向来重视整体，既要分清三焦的不同部位所在，又不可强行分割三焦，湿热易弥漫上、中、下三焦，调理时宜开上、运中、渗下并行。

开上（肺为水之上源）：选用黄芩、栀子花、菊花等清除上焦湿热。

运中（脾胃为水谷之海）：选用黄连、苍术等清热利湿药，湿重于热，可加用厚朴、藿香、佩兰、白豆蔻等芳香化湿药（芳香之品可调畅气机，气行则湿行）。

渗下（肾主水）：选用黄柏、龙胆等除下焦湿热，配用泽泻、茯苓、猪苓、薏米、滑石等淡渗利湿之品。

莱菔子，相传治好慈禧便秘的奇药

白萝卜古称莱菔，萝卜子叫莱菔子，是中医常用的化痰、行气、消积的良药。对于气机阻滞、寒湿阻滞，或者湿热阻滞、热邪阻滞所致实证便秘，可以用莱菔子进行调理。

“三钱莱菔子，换个红顶子”

相传，慈禧太后做寿时多吃了一些美味佳肴，就病倒了。御医为她进补人参汤，也不见好转，反而出现胸闷、腹满、便秘、鼻出血等症状。众御医束手无策，于是张贴皇榜：凡能医好太后之病的，必有重赏。几天后，有个郎中揭了皇榜，进宫为慈禧看病。郎中的处方很简单，取3钱莱菔子，用茶水、面粉调匀，做成药丸，嘱咐每日服3次，每次1丸。慈禧服下1丸后，鼻血就止住了，2丸下去，便秘就消除了。慈禧很高兴，就赐给郎中一个官职。这就是“三钱莱菔子，换个红顶子”的故事。

莱菔子炒用降气通便

《本草纲目》中记载：“莱菔子之功，长于利气。生能升，熟能降。”运用莱菔子时，应注意炒用与生用的区别，二者功效不同。炒莱菔子含有丰富的油脂，有养阴益气、润肠通便之功。所以，民间有不少以炒莱菔子为主的通便验方。

中药小档案

药名・莱菔子

性味・性平，味甘、辛

归经・归脾、胃、肺经

功效・消食除胀，降气化痰，润肠通便

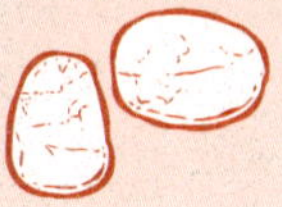

莱菔子汤 消食除胀通便

源自 民间验方

材料 莱菔子10克。

做法 莱菔子用小火炒黄，加水500毫升煎30分钟，取汁分2次空腹服用。

用法 每日1剂，7日为一个疗程。

禁忌 气虚体弱者不宜服用。

湿热上火，摘朵栀子花泡水喝

中国人每逢过年过节经常大鱼大肉，过食油腻容易导致脾胃消化不良而湿热内盛，出现三焦积热上火的症状。路边吃烧烤、喝啤酒的习惯也容易因湿热、食滞等原因引起胃火。这时栀子花就能派上大用场了。

栀子花，清邪热，效果佳

栀子花为茜草科植物山栀的花。一般 6~7 月采摘，鲜用或晾干。中医认为，栀子花有较强的清热泻火之力，能通泻三焦火热。对于热重于湿的湿热，栀子花能入血分而清邪热（去肝火、胃火、肺火等）。

栀子药食两用，味道好

民间有用栀子花做凉拌菜：将栀子花 500 克去杂洗净，放入沸水中焯一下，捞出沥水，置于盘中，放入香油、老醋、盐、姜丝拌匀即可。此菜不仅清新爽口，还具有清热凉血、宽肠通便的功效。

中药小档案

药名·栀子花
性味·性寒，味苦
归经·归肺、心、三焦经
功效·泻火除烦，凉血止血，清热利湿

栀子花茶 清心去火

源自 民间验方

材料 栀子花 1 朵（干品 10 克），绿茶 5 克。

做法 栀子花、绿茶共入茶杯中，冲入沸水适量，闷泡 10~20 分钟后饮用。

温馨提示 栀子花苦寒伤胃，不宜久服。脾胃虚寒、食少便溏者不宜选用，年老、久病、体弱者也不可常用。

调理湿秘，可用二苓粥除大肠湿热

湿秘通常不容易调理，需要用一些苦温燥湿、芳香化湿、淡渗利湿的药物共同调理，从而除湿除热、润滑肠道、健脾益气。大肠为“传导之官”，湿秘归根结底还是和大肠有关，因此清利大肠湿热尤为重要，可用二苓粥进行调理。

茯苓和猪苓配伍，除湿效果好

茯苓是寄生在松根上的真菌，它的黑褐色外皮称茯苓皮，长于利水消肿；内部淡红色者称赤茯苓，长于清热利湿；内部白色者称白茯苓，长于健脾渗湿。

白茯苓可健脾益气，按照中医“培土生金”之法，补脾胃（土）可以使肺气（金）充沛，因为肺与大肠相表里，大肠排便需要肺气的相助才能传导有力。如果没有肺气向下通降的推动作用和布散津液的润滑作用，排便就很费力。

猪苓为多孔菌科真菌猪苓的干燥菌核，有利尿渗湿之功效，与茯苓配伍，除湿效果更好。

二苓粥，湿秘的克星

中医认为，脾虚及水湿互为因果，无论是脾虚还是水湿泛滥，都可用茯苓与猪苓补脾化湿。二苓粥就是用茯苓、猪苓通调水道，再配性微寒的薏米兼可泻热，煮粥服食，增其健脾益气之功，如此湿秘才能轻松解除。

中药小档案

药名·猪苓

性味·性平，味甘、淡

归经·归肾、膀胱经

功效·利尿渗湿，通淋泄浊

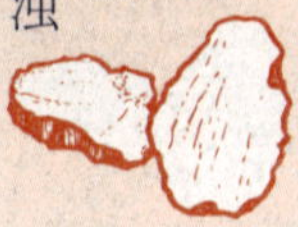

二苓粥 清热利湿，清肠通便

源自 民间验方

材料 白茯苓、猪苓各 15 克，薏米 20 克。

做法

1. 白茯苓、猪苓洗净，打碎成小块；薏米洗净，用清水浸泡 3 小时。
2. 上述食材一起放入砂锅中，倒入适量清水煲 1 小时，至薏米变软即可。

随风摆动操，按摩大小肠，清肠通便效果好

大肠是人体吸收水分、排出糟粕的脏器，而小肠的一个重要作用是泌别清浊。调理湿秘，不仅要排出体内的湿热，还要恢复小肠分清别浊的功能，大小肠各司其职，大便才不会时干时溏。下面这套随风摆动操，通过摇摆身体，刺激腹腔内的脏腑，可帮助脾胃、肝胆、大小肠等脏腑的功能恢复正常，畅通气血，使身体完成自然的“排毒”。

练习方法

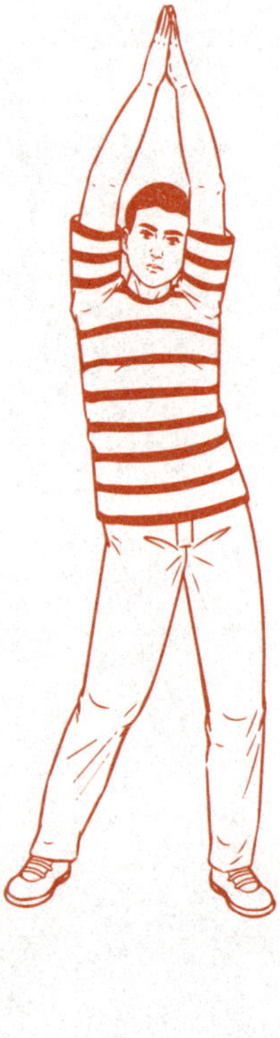

两脚开立与肩同宽，吸气，双手高举过头，两掌手心相对，手臂左右摆动，带动腰腹左右摇摆，就像随风摆动的树枝一样。左右各 16 次。

恢复站立，两脚与肩同宽，手臂放下，身体向左转，双手随着身体的惯性进行摆动，右手拍打腰腹左侧，左手拍打腰背处。恢复站姿，将之前的动作反方向再做一遍，各做 16 个回合。

恢复站立，两脚与肩同宽，手臂高举伸直，两掌手心向前，呼气时弯腰，保持腿部直立，腰尽量往下弯，然后吸气双手举至头顶，尽力后仰。习惯动作后，可以适当提速，一呼一吸为一个回合，做 16 个回合。

练习功效

随风摆动操通过摇摆身体，可锻炼腰腹，有助于脏腑功能恢复，益气活血，平衡阴阳，预防器官衰老。对便秘、消化不良、肠功能紊乱、浅表性胃炎等病症，都有不错的调理效果。

心经湿热易失眠，祛湿安神睡得香

湿热扰心神，人往往彻夜难眠

体内湿热多为实火，如果上扰心神，则卧不得安，易导致失眠。

心肝火旺，心神不宁

中医认为，心火亢盛的原因一方面是体内有湿热；另一方面是压力大、情绪不佳，人则不眠。因体内有火而阴气不足，这类失眠的特征是入睡困难或难以入睡。

“心肾相交”睡眠香

解决失眠的根本方法是调和阴阳，中医常用心肾相交之法。心主火、为阳，肾主水、为阴，只有“心肾相交”，才能阴阳相和，睡眠安稳。

心火有上炎之性，所以日常可吃一些苦寒之物泻心火，如苦瓜、莴笋叶、芹菜叶、百合、黄连、莲子心等。另外，要调整好心态，睡前先睡心，可静坐、散步、听舒缓的音乐等，使身体逐渐入静，保持情绪平稳。晚饭可以吃点养心阴的食物，如百合莲子羹、酸枣薏米汤、小米红枣粥、藕粉等。

杨力中医课堂

手心搓脚心，促进心肾相交

每日睡前先用温水泡脚 20 分钟，然后用左手掌心搓右脚心的涌泉穴 50 次，再换右手掌心搓左脚心的涌泉穴 50 次。这个方法可引心火下行，滋肾水上升，促进心肾相交，缓解心火旺盛导致的心烦、失眠。

酸枣仁粥，安神除邪好助眠

酸枣仁为安神妙药，在《神农本草经》中被列为上品，书中记载它“主心腹寒热，邪结气聚，四肢酸痛，湿痹”。现代医学研究发现，酸枣仁对调节中枢神经系统的功能有良好作用，有镇静、助眠作用。

酸枣仁是安眠的好药

酸枣仁为酸枣的干燥成熟种子，一般在果实成熟时采收，除去枣肉，碾破枣核，取出核仁晒干，生用或炒用。入汤剂时应捣碎。以粒大饱满、外皮紫红色为佳。

《金匮要略》中的酸枣仁汤就是以酸枣仁为君药。《本草拾遗》中说酸枣仁：“睡多生使，不得睡炒熟”，意思是改善失眠须炒熟用，调理多眠则宜生用。

酸枣仁搭配熟地黄煮粥的妙用

对于心肝阴亏所致虚烦不眠、多梦、头晕眼花等症，可用酸枣仁配伍熟地黄，二者煮粥或煎汤可以养阴生津，清热除烦。

中药小档案

药名·酸枣仁

性味·性平，味甘、酸

归经·归心、肝、胆经

功效·养心补肝，宁心安神，敛汗生津

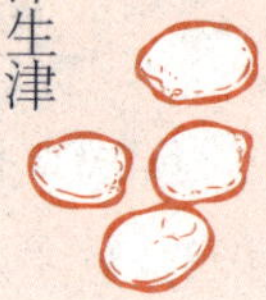

酸枣仁粥 滋阴清热，养心安神

源自 《老老恒言》

材料 酸枣仁、熟地黄各 10 克，大米 100 克。

做法

1. 将酸枣仁放炒锅内，用小火炒至外皮鼓起并呈微黄色，取出，放凉捣碎，与熟地黄一起放入砂锅中，倒入适量清水共煎，过滤取汁备用。
2. 将大米洗净，加适量清水，煮至粥稠后放入药汁，再煮 3~5 分钟即可。

用法 睡前温服。

百合莲子绿豆粥，清心去火治失眠

暑夏闷热的季节，很多人晚上彻夜难眠。这是因为湿热入心，易扰乱心神，导致晚上失眠、白天嗜睡等。这时可以吃些百合莲子绿豆粥，安神助眠、防治湿热。

南方长夏高温多雨，最应防湿热

长夏期间，南方不仅天气热，雨水也很多，祛湿热成为养生重点。

百合、莲子、绿豆，清心火、助睡眠的“好伴侣”

莲子心性寒，归心、肾经，它通过清泻心火，使心火下行以温肾水，使肾水充足上济于心，而起到交通心肾的作用。适用于改善心肾不交导致的失眠。

百合可宁心安神，绿豆可清热解暑。将莲子、百合、绿豆一起煮粥，可以清心泻火、安神助眠。

中药小档案

药名·百合

性味·性寒，味甘

归经·归心、肺经

功效·润肺止咳，宁心安神

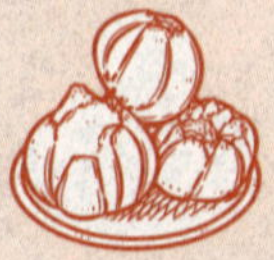

百合莲子绿豆粥 清心安神

源自 民间验方

材料 大米 60 克，绿豆 50 克，莲子（不去心）10 克，干百合 15 克。

调料 冰糖 5 克。

做法

1. 大米洗净，用水浸泡 30 分钟；干百合洗净，泡软；绿豆、莲子洗净后用水浸泡 4 小时。
2. 锅内加适量清水烧开，加入大米、莲子、绿豆煮开后转小火煮 30 分钟，加入百合、冰糖煮 5 分钟即可。

豆豉酱猪心，补心安神促睡眠

中医认为，心经湿热，心血不足，容易导致手足心热，常感胸闷、心悸、烦躁、失眠等。调理当以补心血、安心神为主。豆豉酱猪心就是一道以猪心为主料制作的药膳，具有补心安神的功效。

猪心，“以心补心”

中医认为，猪心性平，味甘、咸，入心、脾、肾经，具有补心血、安心神之功效。且猪心相比于其他动物内脏来说较“干净”。它不像肝脏那样参与解毒，不像肾脏那样参与废物排泄，不像肠容纳排泄物，所以较为安全。

豆豉，既透散表邪又宣散郁热

中医认为，豆豉具有疏散宣透之性，既能透散表邪，又能宣散郁热，发汗之力平稳，无论治外感发热、头痛、无汗之证，还是邪热郁于胸中之心胸烦闷、虚烦失眠，皆可应用。

猪心与豆豉同用，可共奏宁心安神、养阴生津之效。

豆豉酱猪心 补心安神

源自 《食医心鉴》

材料 猪心500克。

调料 豆豉、香葱、生姜、甜面酱、黄酒各适量。

做法

1. 猪心洗净后放锅内，加入香葱、生姜、豆豉、甜面酱、黄酒，加适量清水，大火煮沸后撇去浮沫，改用小火炖至熟烂。
2. 将煮熟的猪心捞起沥干，切片装盘，拌入锅内酱汁食用。

禁忌 胃虚易吐者慎服。血脂异常的人少吃。

睡前按按百会和涌泉，给你好睡眠

在正常情况下，气血通达，阴阳调和，睡眠就会安稳。失眠一般是阴阳不和造成的。有两个穴位能很好地调节人体的阴阳平衡：一个是督脉上的百会穴，阳中寓阴；一个是足少阴肾经上的涌泉穴，滋阴潜阳。常按摩这两个穴位，对调节失眠有良效。

按揉百会穴，补肾健脑

［原理］百会穴为手、足三阳经与督脉的交会之处，为人体阳气盛极之处，又深系脑髓，是调节大脑功能的要穴。

［定位］位于头顶，正中线和两耳尖连线的交点处。

［方法］睡前用中指或食指的指腹按揉百会穴 120 次。每秒按一次，同时摒除杂念，默数按揉的次数。

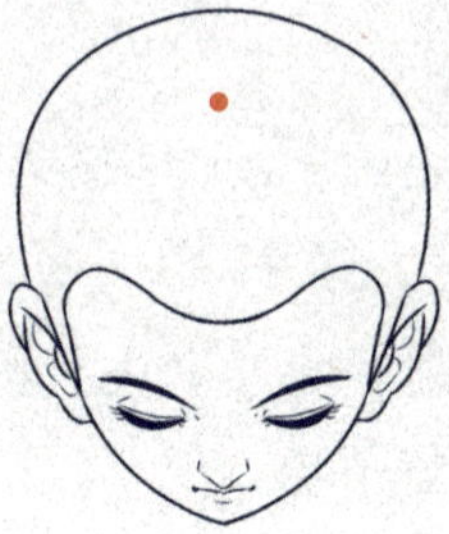

按揉涌泉穴，降火安神

［原理］涌泉穴为全身腧穴最下部，乃肾经之井穴，有滋阴降火、开窍醒神的功效。此穴可促进心肾相交，滋补五脏六腑。

［定位］在足底部，屈足卷趾时足心凹陷处。

［方法］睡前用拇指按揉涌泉穴 120 次。

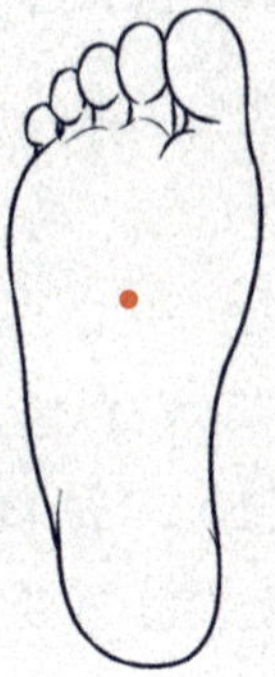

湿热犯肺湿疹生，湿热一除疹自消

湿疹多因湿热过盛引起

湿疹，中医又称为“湿毒疮”或“湿气疮”，认为其主要与湿邪有关，所以湿疹在湿热天气最为高发。

湿疹的常见症状

湿疹起病急，症状表现复杂，经久难愈。初起时多为红斑，会迅速形成肿胀、丘疹或水疱，病变继续发展，水疱会破裂、渗液，出现红色湿润的糜烂面，等炎症消退后，肿胀和渗液就会消失，表面干燥结痂，这个过程会多次反复。

湿疹和饮食的关系很密切

湿疹和饮食关系密切，有些食物会加重湿疹，有些食物则可以清热凉血、除湿止痒，有助于祛除湿疹。

宜吃食物：冬瓜、薏米、绿豆、白扁豆、鲫鱼等，这些食物有清热解毒、健脾利湿的功效，湿疹多发季节可适当多吃一些。

忌吃食物：辛辣食物，海鲜、牛羊肉、鹅肉等腥发动火之物，容易诱发湿疹，易发湿疹者要少吃，在湿疹高发时期最好不吃。

湿疹患者的生活调理

衣着以棉质为佳，要宽松通气利于排汗；患湿疹后可用冰毛巾或冰袋进行冷敷，减轻瘙痒感，湿疹有渗液的部位要尽量少洗，保持干燥，避免接触化学洗涤用品。

连翘败毒茶，除疹又解烦

连翘败毒茶的主要成分是连翘、金银花。连翘既擅长清解热毒，又能消肿散结，素有“疮家圣药”之称。金银花与连翘一样有良好的清热解毒作用，还可以疏散风热，临床上两药时常同用，能够清热、凉血、调理湿疹。

连翘，清热解毒功力大

连翘为木犀科植物连翘的干燥果实，其清热解毒之力较强。风、热邪留滞肌肤引发湿疹，连翘在肌表可以疏散风热，在体内能引邪外出，透热于外，对预防湿疹复发很有效。

金银花，自古就是清热解毒良药

金银花，又名忍冬，因其花初开时为白色，后转为黄色，由此得名。金银花性甘寒、气芳香，甘寒清热而不伤胃，芳香透达又可祛邪，既能宣散风热，还善凉血解毒，用于各种热性病，如身热、发疹、热毒疮痈、咽喉肿痛等症状，均效果显著。

中药小档案

药名·连翘
性味·性微寒，味苦
归经·归心、肺、小肠经
功效·清热解毒，消肿散结

药名·金银花
性味·性寒，味甘
归经·归肺、胃、心经
功效·清热解毒，疏散风热

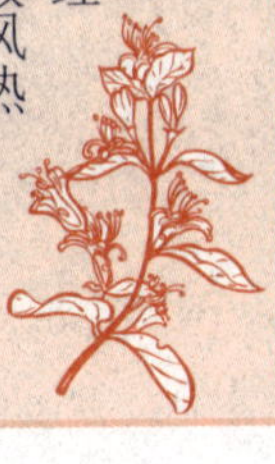

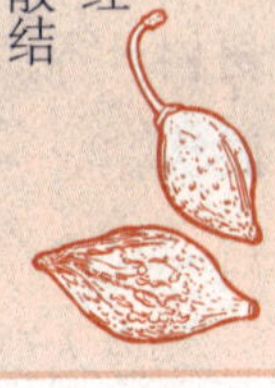

连翘败毒茶 宣肺透疹，清热利湿

源自 民间验方

材料 连翘5克，金银花3~5克。

做法 连翘、金银花择洗干净，一同放入茶杯中，加入沸水冲泡，代茶饮用。

用法 每日饮用1剂，分数次饮用。

绿豆海带粥，清热止痒很给力

湿热内生，日久化热生风，内不得疏泄，外不得透达，蕴结于肌肤，就会引起皮肤阵发性瘙痒，抓破后可继发感染或湿疹样变。对此，可用绿豆海带粥辅助调理。

绿豆是清热解毒的良药

绿豆是一味清热解毒的良药，对除湿疹也有效。

绿豆有多种用法，如果为了消暑，煮绿豆汤的时间不要太长，水开后大火再煮五六分钟即可。注意，煮绿豆汤的时候不能加碱，因为碱会破坏绿豆中富含的B族维生素。如果为了清热解毒，需要把绿豆汤熬至酥烂，吃豆喝汤。皮肤易瘙痒的人可常喝绿豆汤。夏季，儿童易生疮疖痈肿，也可经常喝些绿豆汤，并用醋调和绿豆粉外敷患处。

海带，解毒止痒效果好

海带性寒，善利水消肿，与绿豆共煮粥，有清热利湿、解毒止痒之功，再配以温中的红糖，缓和其他食材的寒性，小孩、老人也可放心吃。

中药小档案

药名·绿豆
性味·性寒，味甘
归经·归心、胃经
功效·清热解毒，消暑利尿

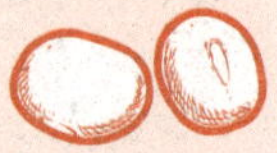

绿豆海带粥 清热利湿，解毒止痒

源自 《中医食疗学》

材料 绿豆50克，水发海带30克，红糖适量。

做法

1. 绿豆洗净；海带切丝。
2. 绿豆入砂锅中，加适量清水煮至豆烂，再加入海带丝同煮至熟，加红糖调味即可。

用法 每日1剂，连服数日。

艾灸脾俞、肺俞，除湿疹，不反弹

艾灸可以通阳气、驱邪气，湿疹虽病发于皮肤，其根还在脾肺，所以可取肺俞穴、脾俞穴艾灸，调理内脏功能根治湿疹。

艾灸脾俞穴，健脾利湿

［原理］艾灸脾俞穴，能起到健脾益气的作用，使脾运化水湿功能恢复正常，消散湿浊，根治湿疹。

［定位］位于背部，第 11 胸椎棘突下，后正中线旁开 1.5 寸处。

［方法］点燃艾条，对准脾俞穴，距离皮肤 1.5～3 厘米处温和施灸，每次灸 15～20 分钟，每日 1 次。

艾灸肺俞穴，清肺热

［原理］中医认为“肺主皮毛”，皮肤问题可以通过养肺来调理。肺俞穴是肺经气输注之处，艾灸肺俞穴可以解表宣肺，缓解湿疹引起的皮肤瘙痒、皮疹等症状。

［定位］位于背部，第 3 胸椎棘突下，后正中线旁开 1.5 寸处。

［方法］点燃艾条，在肺俞穴上像鸟雀啄食一样，上下施灸，每次 5～10 分钟，每日 1 次。

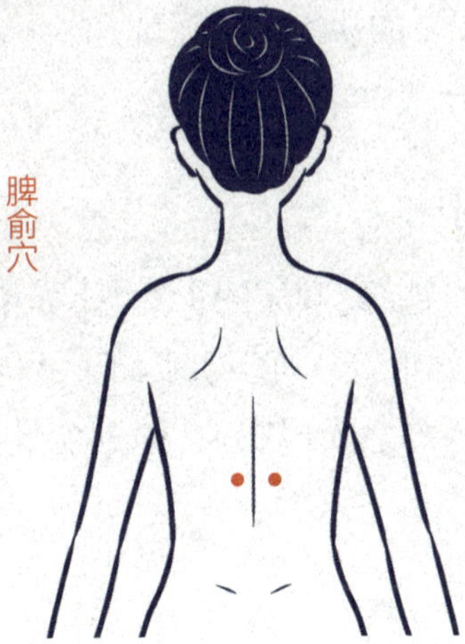

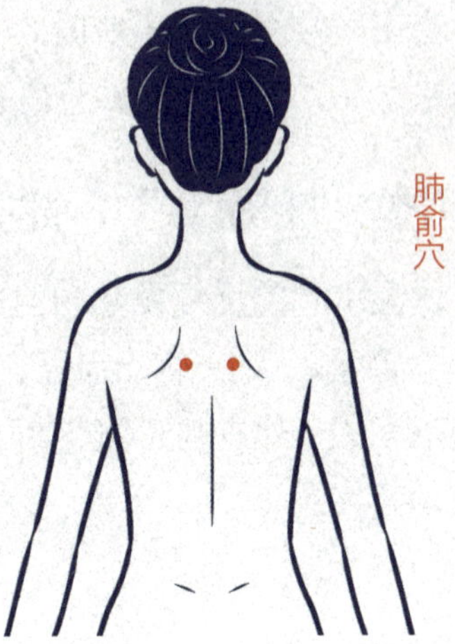

发热难退，试试除湿热

反复发热，多是体内湿气未除

当湿热蕴结影响人体气机的运行，导致卫气不能正常宣发，正邪相争，就会出现发热。由于湿热之邪缠绵不断，病情常反复难愈，故而表现为反复发热。

湿病发热，通阳不在温，而在利小便

清朝医学家叶天士在《温热论》中指出："热病救阴尤易，通阳最难……通阳不在温，而在利小便。"意思是湿热混杂，很难直接通阳，因为常用的通阳药如桂枝、肉桂之类，有辛温助热之性而不能用。叶天士用"利小便"以通阳，目的是祛湿，阳气一通，则湿气自除，热不与湿相结合，热势自然减弱，也好去除。

中医认为，通利小便，要用味淡者，如茯苓皮、猪苓、薏米、通草、滑石、芦根等淡渗之品，可使湿热之毒随尿液排出体外。

当阳气被湿气所遏制时，除了用"利小便"的淡渗药，还要加入一些辛润通络之品，如生姜皮、葱白、橘络、白芥子、瓜蒌等。

吃些"利尿菜"，健脾、祛湿、利尿

体湿引起的反复发热，可以食用一些健脾、祛湿、利尿的食物，比如苋菜、荠菜、芹菜、大白菜、扁豆、薏米、绿豆、冬瓜等。尤其是西瓜，可以凉拌西瓜翠衣（外皮与瓜瓤之间的那部分，中医称之为翠衣），糖分含量低，利尿功效好。

青蒿汤退热效果好，是最廉价的除湿热药

青蒿为菊科草本植物黄花蒿的干燥地上部分。《诗经》中“呦呦鹿鸣，食野之蒿”即指此蒿。在湿热病多发的夏季，也是青蒿生长最丰茂的时候，可以采之煎汤，用于祛除外感暑热。

青蒿是一种廉价的抗湿热药

青蒿是传统的清热药，其退热作用颇受历代医药家推崇。《肘后备急方》中明确指出青蒿可治疟疾。著名药学家屠呦呦使用现代药理研究方法，从青蒿中提炼出青蒿素，因此荣获诺贝尔奖，也让中药的价值举世瞩目。

夏季暑热过重，可用青蒿煮汤喝

中医认为，青蒿善于清退虚热、凉血除蒸，又能泄暑温之火，为外感暑热所常用。所以用青蒿汤可以有效改善三焦湿热导致的外感发热。对于健康人来说，夏季如果暑热过重，可以适当采些青蒿来煮汤或做菜，对防治暑热伤身也大有帮助。但如果出现恶心、呕吐、腹痛等不适，应立即停用。

青蒿汤 解暑退热

源自 民间验方

材料 青蒿鲜品 30 克（干品 15 克）。

做法

1. 青蒿择洗干净，放入砂锅中，加入 2000 毫升水（青蒿干品水量减半），浸泡半小时。
2. 开大火煎煮，煮至水量减半即可。

用法 温服，每日一剂，分 2～3 次服用。

禁忌 产后血虚、内寒腹泻、饮食停滞泄泻者不宜用。

中药小档案

药名·青蒿

性味·性寒，味苦、辛

归经·归肝、胆经

功效·清热截疟，退热除蒸

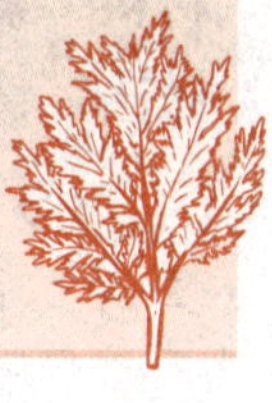

桑白皮薏米甘草汤，清热止头痛

湿性黏腻重浊，可发于身体各个部位，遍及上、中、下三焦。

调治湿热头痛，先祛湿，再清热

调治湿热头痛，首当祛湿，然后清热，祛湿又重在疏理气机，通畅三焦。桑白皮薏米甘草汤能清除上焦湿热，缓解湿热头痛。

桑白皮、薏米、甘草，清湿热有良效

桑白皮、薏米、甘草皆为甘淡渗利之品，淡渗之品可利小便。

桑白皮为桑树的根皮，于冬季采挖后剥取白皮，晒干蜜炙用。桑白皮有清泄肺热，宣散肺气之效。治上焦之湿，“温病四大家”之一的叶天士就指出：“莫如治肺，以肺主一身之气化也”“肺不肃降，湿阻上焦，当开气分除湿”。

薏米可健脾胃，除湿热；甘草能祛五脏六腑之寒热邪气，通九窍利百脉，还能补脾益气。甘草是既能扶正又能祛邪的良药，不仅归脾胃经，还归心、肺经，说明是通过中焦的土气，向上影响上焦的心、肺之气，足见其补气能力是很强的。桑白皮、薏米、甘草共用可清肃肺气，宣表化湿，缓解湿热头痛。

中药小档案

药名・桑白皮
性味・性寒，味甘
归经・归肺经
功效・泻肺平喘，利水消肿

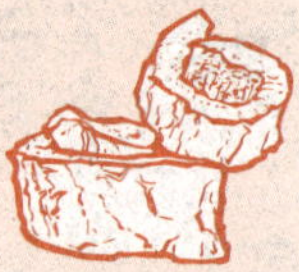

药名・甘草
性味・性平，味甘
归经・归脾、胃、心、肺经
功效・补脾益气，清热解毒，祛痰止咳

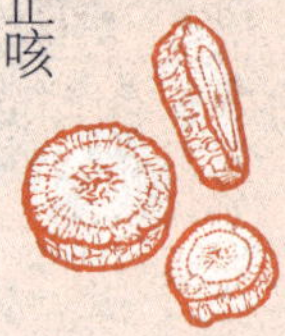

桑白皮薏米甘草汤 清利上焦

源自 民间验方

材料 桑白皮、薏米、甘草各 5 克。

做法 将以上中药材倒入砂锅中，水煎 30 分钟后代茶饮用。

禁忌 肺寒无热及风寒咳嗽者禁服；孕妇禁用。

PART

7

除湿瘀，远离腹部胀满、血脂异常、糖尿病、痛风

陈皮

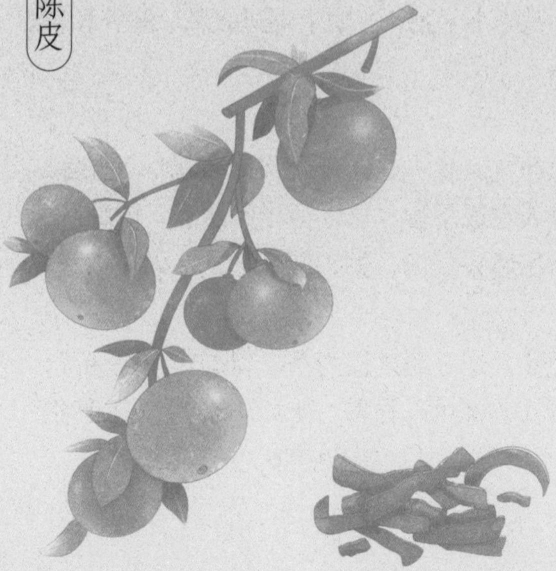

肚子胀、吃饭不香，祛湿化瘀能改善

肚子胀、吃饭不香，多因脾虚湿盛引起

脾气可运化水湿，湿气可阻碍脾气正常运行，脾虚、湿盛之间相互影响。脾气虚的表现是不想吃东西，吃下去不消化，中医叫作食少腹胀，这时候就要健脾化湿了。

脾气虚怎么吃

脾气虚很多时候是因为饮食不节造成的，比如三餐不规律，饱一餐、饿一餐，扰乱脾胃的气机；或过食肥甘厚味增加脾胃的负担；或长期过量摄入冷饮，消耗脾胃的阳气。

对于吃点东西就腹胀、胃口不好、舌苔厚腻的人群，可选用薏米、赤小豆、白扁豆、山药、西瓜翠衣（西瓜皮）、冬瓜、鲫鱼、党参、茯苓、陈皮等食材帮助健脾化湿。脾气虚的人适合喝些小米粥，有助于促进食欲、健脾和胃。

胃以喜为补

中医里有一观点是“胃以喜为补”。意思是，胃喜欢什么就吃点什么，对胃来说就是滋养。所以如果一个人吃饭不香，可以适当顺从当下的口味，吃点想吃的。同时考虑烹调方式，尽量采用汤、粥、羹等形式，以可口、易于消化吸收为宜。

在中医理论里，顺脏腑之性为补，逆脏腑之性为泻。胃的作用是通降，因此能够帮助胃气下降就是胃之所喜，都可以补胃，比如小米粥、南瓜粥、萝卜粥、鲫鱼汤等，都可以帮助胃气下降，从而缓解腹胀。

一小碟橘红糖，既祛湿通络又开胃

当吃饭不香时，可以利用五味的调节作用，吃点醋泡姜、橘红糖，刺激胃液分泌，促进食欲，吃嘛嘛香！尤其是橘红糖，可以理气宽中，是消积食、祛痰湿的佳品。

橘红：燥湿化痰

橘红温而升浮，温燥之性比陈皮强，既理气宽中、燥湿化痰，又可消食化积。现代药理研究也表明，橘红有镇咳、祛痰、抗炎作用，还能促进胃液分泌，有助于消化。

橘红糖，化湿通络效果强

橘红味辛、苦，性偏温，而白糖味甘性平，能润肺生津、补脾缓中，有助于制约橘红之温性。橘红糖温而不燥，可改善食欲不振、消化不良、咳嗽多痰、积食等。

橘红糖　消食祛湿

源自　民间验方

材料　橘红 50 克，白糖 200 克。

做法

1. 将橘红磨成细粉。
2. 将白糖加水适量，入锅熬至浓稠，加橘红粉调匀，再熬至能拔丝时，倒入涂有植物油的瓷盘中，摊平凉凉。
3. 用刀将其切成长条，再切成小块即可。

用法　每日 3 次，每次吃 1～2 小块（饭前或饭后皆可）。

温馨提示　不可空腹吃太多的橘红糖；阴虚燥咳及久咳气虚者忌用。

茯苓猪骨汤，湿气一除清爽自来

在梅雨季节或在夏季雨水增多时期，广东民间常用茯苓煲猪骨汤，小火慢炖，将茯苓的药性和猪骨的鲜美充分融合，形成一碗香气扑鼻、汤汁浓郁的汤，咕咕噜噜喝下去，可以排出体内多余的湿气，使人感到舒爽和轻松。

茯苓，不仅健脾渗湿，而且宁心安神

在夏季适合用茯苓来养生，因为茯苓不仅可以健脾渗湿，还能宁心安神，有助睡眠。除了泡水，茯苓还可以煲汤、熬粥、制作面食。为了更好地促进吸收，可以把茯苓打成粉食用。据现代药理学分析，茯苓中富含的茯苓多糖能增强人体的免疫功能，还有抗癌作用。

茯苓搭配猪骨，祛湿又健脾

夏季心火旺，肾水常不足，猪骨汤入肾经，能补肾精、壮腰膝、强筋骨，与茯苓一同炖煮，可以很好地健脾祛湿益肾。

茯苓猪骨汤 健脾祛湿

源自 民间验方

材料 茯苓 20 克，猪脊骨 400 克，陈皮适量。

调料 姜片、料酒、盐各适量。

做法

1. 猪脊骨洗净，剁块，放入沸水中焯一下，捞出洗净。
2. 茯苓洗净备用；陈皮泡软洗净。
3. 将猪脊骨、茯苓、陈皮和姜片一起放入砂锅内，加适量清水，以没过食材为准，大火煮沸，放入适量料酒，边煮边撇去浮沫，改小火慢煲 2 小时，加盐调味即可。

睡前揉肚子，消腹胀、促消化

中医认为，脾胃共同掌管人体对食物的消化、吸收。调理脾胃有个简单有效的办法——揉腹，对脾胃的升降有调节作用。

调脾胃重升降

脾胃居中焦，为人体上下气机升降之枢纽。脾与胃，一脏一腑互为表里，脾气主升（升清），胃气主降（降浊）。升清降浊，就是把水谷精微上升到心、肺，以营养全身；把浊气下输，由汗、尿、便排出。所以脾胃气机升降正常，全身的气血才能够通畅，人就食欲好、精神好、睡眠好。

揉腹的方法

晚上临睡前，排空小便，取仰卧位，双腿屈曲，先做几次深呼吸，放松全身，排除杂念；然后用左手心对着肚脐，右手叠放在左手背上，以脐部为中心，稍稍用力，做顺时针方向按揉，范围由小到大，再由大到小，连续按揉 50 次；再两手上下互换位置，做逆时针方向连续按揉 50 次。

按揉时用力要柔和均匀，有一定的深透力，注意力要集中，呼吸要自然。按揉结束后，可以将发热的双手放在丹田处（脐下 3 寸），使揉动时产生的热量充分被身体吸收。

揉腹的功效

揉腹可以调和气血，促进脾胃的运化，疏通肠道，水谷、水液就可以正常代谢，从而祛湿化浊。睡前揉腹，不仅可促进消化，还可镇静安神、预防失眠。

血脂异常，可能是因为湿瘀而运化不畅

湿浊使人体运转排泄不及时，导致血脂异常

血脂异常是一种全身性疾病，是指血液中的总胆固醇、甘油三酯及低密度脂蛋白胆固醇过高或高密度脂蛋白胆固醇过低，其主要危害是会导致动脉粥样硬化，进而引发相关疾病，最常见的是冠心病。中医认为本病是因痰湿、湿浊及痰瘀所致，主要与肝、脾、肾三脏功能失调密切相关。

脾失健运、痰浊内生就会导致血脂异常

中医认为，血脂异常的一个重要病因是平时喜欢吃肥甘厚味的食物，导致脾失健运、水谷不化，痰浊内生而引发此病。据观察，临床上血脂异常的患者以脾虚痰湿型为多见。

脾虚痰湿的患者多有疲倦、食欲下降、舌苔厚腻、口干口苦等症状。因此，调理上以化痰中药为主，辨证配合使用其他中药，可以降低血液总胆固醇、低密度脂蛋白胆固醇，升高对人体有益的高密度脂蛋白胆固醇。

饮食、运动、食疗相结合

生活方式对调节血脂具有重要意义。饮食上要做到营养均衡，低盐控糖，避免饮酒。规律运动，每周至少 3 次有氧运动，每次 30 分钟，运动量以身体可耐受为宜。可根据自身体质状态遵医嘱选用一些降脂中药，如山楂、枸杞子、荷叶、菊花、海带、马齿苋等。建议定期到医院检查血脂水平。如果生活方式干预效果不佳，或由遗传因素导致的血脂异常，则需要进行药物干预。

鲫鱼冬瓜汤，祛湿减肥调血脂

血脂异常的主要调理方式是健脾祛湿，通过提升脾的运化力，祛除体内的湿浊，使血脂恢复正常。鲫鱼冬瓜汤就是一款很好的食疗方。

鲫鱼健脾和胃、利尿除湿

中医认为，鲫鱼性平，能健脾和胃、利尿除湿，益气养血，是补虚佳品。鲫鱼富含优质蛋白和不饱和脂肪酸，常吃鲫鱼可以调节血脂。

冬瓜清热解毒、利尿消肿

冬瓜性凉，有清热解暑，利尿消肿的功效。现代医学研究发现，冬瓜内含有丙醇二酸，能抑制糖类转化为脂肪，可防止人体内脂肪堆积，是减肥佳品。鲫鱼与冬瓜搭配，很适合健脾祛湿、降脂减肥。

鲫鱼冬瓜汤 健脾除湿，控血脂

源自 民间验方

材料 鲫鱼 500 克，冬瓜 150 克。

调料 盐、葱段、姜片、香菜末各适量。

做法

1. 鲫鱼治净，控水沥干；冬瓜去皮除瓤，洗净，切成薄片。
2. 油锅烧热，先下葱段、姜片，待爆出香味时，放入鲫鱼，以小火煎至两面金黄，加 3 大碗热水煮沸。
3. 将鲫鱼盛入砂锅内，加冬瓜片，小火慢煨约半小时，至鱼汤呈奶白色，放入香菜末，加盐调味即可。

用法 佐餐食用，食鱼肉、喝鱼汤。

温馨提示 体内湿气重者，可加入适量薏米同煮。

荷叶茶，消脂，让血管干净又通畅

中医认为，痰和瘀是导致血脂异常的重要病理因素，也是该病在发生发展过程中产生的病理产物。荷叶茶能除痰凝、散瘀血，有助于“清理血管垃圾”，让血管变得干净又通畅。

荷叶＋山楂＋陈皮：调血脂，清血管

荷叶有解暑化湿、减脂瘦身等功效。明代《证治要诀》中有“荷叶灰服之，令人瘦劣”的记载。现代研究也证明，荷叶煎剂或浸膏具有降低血清总胆固醇、甘油三酯的作用。

山楂有健胃消食、行气化瘀等作用。现代研究表明，山楂可降低血液中低密度脂蛋白胆固醇（“坏”胆固醇）的水平，有降低血清总胆固醇和甘油三酯以及减轻动脉粥样硬化的作用。陈皮可燥湿化痰，是治痰的要药。

痰凝和血瘀，如何判断

痰凝常有胸闷、头昏头晕的感觉，血瘀的舌头呈紫暗色、有瘀斑或瘀点。二者都可用荷叶、山楂、陈皮泡水喝。

中药小档案

药名·荷叶
性味·性平，味苦
归经·归肝、脾、胃经
功效·消暑化湿，凉血止血

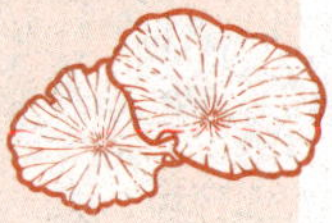

荷叶茶 调脂瘦身

源自 《随息居饮食谱》

材料 荷叶、山楂、陈皮各9克。

做法 将荷叶、山楂、陈皮洗净混合，放入杯中，用沸水冲泡即可。

用法 每日代茶饮，3个月为一个疗程。

艾灸神阙、丰隆，祛湿化瘀有良方

艾灸能温阳补气、通经活络，在神阙穴、丰隆穴上艾灸，有祛湿瘀、化痰浊的功效，有助于调节血脂。

隔姜灸神阙穴，调节血脂

［原理］神阙穴属于任脉，可调节人体气血、脏腑功能。血脂异常多因痰瘀结滞、气血不通所致。艾灸神阙穴可使人体真气充盈，化解瘀滞。

［定位］位于腹部，脐中央。

［方法］选择新鲜老姜切成 0.3 厘米厚的薄片，在姜上扎小孔。把姜片放在神阙穴上，然后将艾炷放置在姜片上点燃，小心施灸，每次 5～10 分钟。

艾灸丰隆穴，除湿祛痰

［原理］丰隆穴为胃经络穴，联络脾经，脾与胃一阴一阳，互为表里，所以，该穴“一络通二经”，不仅能治胃经病，还可治脾经病，能疏通气血阻滞，促进水谷精微的运化，将水液代谢的废物（水湿、痰浊等）排出体外。

［定位］在小腿外侧，外踝尖上 8 寸，胫骨前肌的外缘。

［方法］点燃艾条对准丰隆穴，距离皮肤 1.5～3 厘米处温和施灸 5～10 分钟。

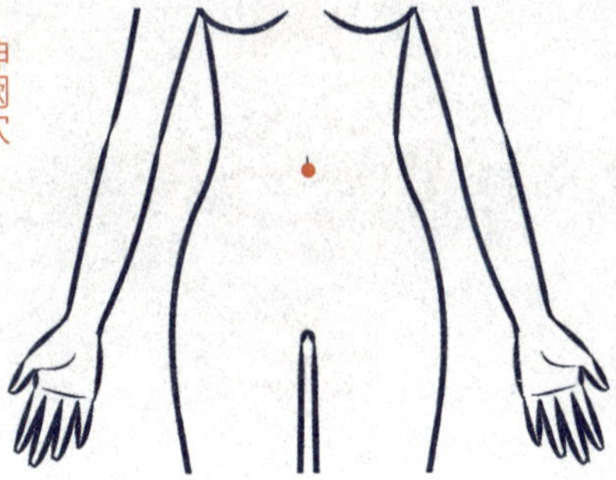

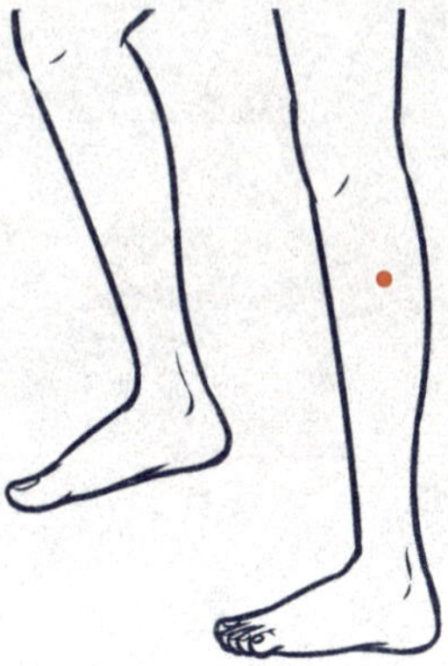

随时随地“怪走”，也可健身减脂

每天坚持走路是很好的“减肥减脂”之法。特别是利用闲暇时间进行多姿势行走，对健身防病很有帮助。比如用脚尖、脚跟交替走路，能很好地运动踝关节，畅通全身气血经络。脚踝处有 6 条经络通过（足三阴经、足三阳经），是下半身血液流通的重要关口，如果脚踝僵硬，容易导致血液回流不畅，影响心脏功能。

脚前掌行走：疏通三阴经

［方法］身体自然直立，头部端正。提起足跟用前脚掌走路，依次向前迈进，或向后倒退。

［功效］足太阴脾经、足厥阴肝经、足少阴肾经皆起于足前部，用前脚掌行走可刺激脚底穴位，有利于疏通足三阴经。

［注意］刚开始踮脚走时，如果有不稳的情况，可以先慢慢走，待熟练后再加快步速。

脚后跟行走：疏通三阳经

［方法］抬起脚尖用脚跟走路，两臂有节奏地前后摆动，以调节平衡。

［功效］足阳明胃经、足少阳胆经、足太阳膀胱经都经过足踝部，用脚跟行走有助于运动脚踝，疏通足三阳经。

用脚尖、脚跟交替行走可以促进经络气血的流通，平衡阴阳，起到调节血压、血脂、血糖的作用。

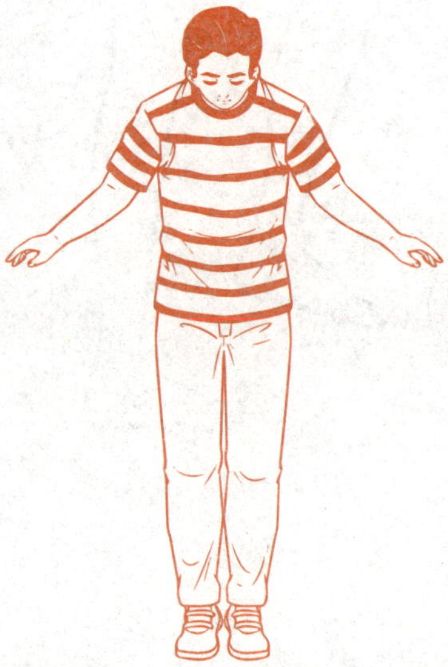

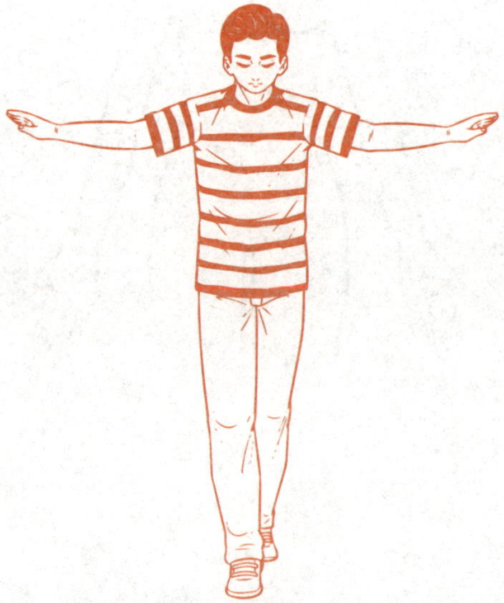

脾湿瘀滞、代谢失常，是糖尿病的导火索

过食肥甘厚味，升高血糖没商量

为什么古代人得“消渴病”的不多，现如今糖尿病却很常见？原因之一就是，现代人吃得太丰盛，脾胃运化能力受到影响，不能消化、吸收过多的肥甘之品，引起代谢紊乱（通常是碳水化合物、蛋白质、脂肪的代谢紊乱）。所以一定要养成健康的生活方式，减少高热量、高糖、高盐、高脂肪食物的摄入。

肥甘厚味的食物有哪些

1. 肥，是指脂肪含量多，过于油腻的食物，比如肥肉、鸡皮、猪油、羊油、油炸食品、动物内脏等。

2. 甘是指含糖量较高的食物，如蛋糕、奶茶、巧克力、含糖饮料等。

3. 厚味指的是辛辣味重的食品，如白酒、花椒、辣椒以及烧烤食品等。

为脾胃减负，牢记“管住嘴，迈开腿”

首先，在饮食上，应减少高热量、高糖、高盐、高脂肪食物的摄入，比如油炸食品、甜食、腌制食品和动物内脏等。适当多吃一些清淡且健脾利湿的食物，比如山药、玉米、高粱、薏米、绿豆、黑豆、莲子、莴笋、苦瓜、冬瓜、鲫鱼、鳝鱼等。

其次，“饭后百步走”有助于促进消化。一般提倡餐后 1 小时再运动，此时血液不再聚集在胃肠部，人体可以在血供丰富的情况下进行运动。同时，饭后百步走提倡的是缓行，不宜走路者也可原地摆动手足。

益气健脾是中医控血糖的要素

在中医里，糖尿病叫“消渴”，与脾失健运关系密切。消渴，顾名思义，就是患者总是觉得口渴。明代《医学入门·消渴》中指出，治疗消渴，“养脾则津液自生”。因此，益气健脾是调理糖尿病的基本原则。

补气益脏，五谷为养

糖尿病患者完全不吃主食或吃很少的五谷都是不对的。五谷可补益五脏之气，如大米补脾胃气、黄米补肺气、大豆培补肾气。糖尿病病变在肺、脾、肾，更要吃五谷杂粮。

怎么吃五谷杂粮是很有讲究的。大部分粗粮都属于全谷物，比如小米、大黄米、高粱米、各种糙米（包括普通糙米、黑米、紫米等）；小麦粒、大麦粒、荞麦粒等；红豆、芸豆、花豆、黑豆等。对于糖尿病患者来说，主食应定量，粗细搭配，全谷杂粮应占主食的 1/3 ~ 1/2，可以适量摄入杂粮米饭。

健脾益气的两种食物

有两种食物，糖尿病患者可以适量吃，一是山药，二是燕麦。张锡纯在《医学衷中参西录》里说：“山药色白入肺，味甘归脾，液浓益肾……性平可以常服多服”，意思是山药可以同时补脾气、肺气、肾气。燕麦有很高的医药价值，中医认为燕麦有健脾和胃的功效，营养学认为燕麦中的 β－葡萄糖可延缓血糖上升。

杨力中医课堂

益气健脾与控血糖的核心原理

血糖代谢异常与脾的功能失调密切相关。脾气虚弱会导致运化水谷精微（包括葡萄糖）的能力下降，导致血糖升高或波动。通过补益脾气、增强脾的运化功能，能促进身体对水谷精微（葡萄糖）的正常利用和输布，减少血糖堆积，从而有助于控制血糖。

绿茶蒸鲫鱼，健脾润肺调理上消

中医认为，脾气虚弱会导致湿邪内生，而长期的湿浊内蕴还会耗伤阴液，引起糖尿病口渴多饮的症状。绿茶蒸鲫鱼有健脾润肺的功效，常吃可缓解以多饮为主症的上消。

鲫鱼＋绿茶，健脾祛湿，清热润肺

鲫鱼有助于健脾利湿，且富含优质蛋白，易于消化吸收，是糖尿病患者动物蛋白质的良好来源。绿茶属不发酵茶，性寒，能清热去火、生津止渴。二者搭配食用，可健脾祛湿、清热润肺。

上消有什么特点，如何调理

中医认为，消渴有上消、中消、下消之分。上消表现为口渴多饮、口干舌燥、烦热多汗、舌边尖红等肺热之证，食疗当以清热润肺、生津止渴为主。鲫鱼性平，清蒸或煲汤吃不上火，还有温中下气的作用，搭配清热生津的绿茶，能除烦止渴，缓解糖尿病口渴、多饮不止以及肺热津伤之证。

绿茶蒸鲫鱼　除烦止渴

源自　《活人心统》

材料　活鲫鱼 1 条（约 500 克），绿茶 10 克。

调料　蒸鱼豉油 10 克，葱丝 5 克，姜片 3 克，料酒、盐各适量。

做法

1. 活鲫鱼治净，绿茶放入茶杯中加入 80℃的水泡开，过滤出茶汤。
2. 茶汤中加盐、料酒，放入鲫鱼浸泡 10 分钟。
3. 盘底铺上姜片，放上鲫鱼，将泡过的茶叶放入鲫鱼腹内；上锅清蒸，约 10 分钟出锅，倒掉蒸出的汤汁，在鱼上撒葱丝。
4. 油锅烧热后放入蒸鱼豉油烧热，离火，淋在鱼上即可。

苦瓜炖鸡，益气生津调理中消

中医认为，以多食为主症的消渴为中消，属胃热。胃热又分为胃热炽盛和气阴亏虚两种。胃热炽盛就是胃火大。胃热则消谷善饥，人老觉得饿。

胃实火，通常用苦寒之物清泻

胃实火多用苦寒之物清泻。气阴亏虚也有口渴、能食的表现，但因脾失健运，多有消瘦、乏力、纳呆（消化不良、食欲不振等）之症，可用苦瓜炖鸡来调理。

苦瓜搭配鸡肉，益气又养阴

对于脾气虚的糖尿病患者，食疗可多用山药、鸡肉、牛肉、黄芪等来调理。中医认为，鸡肉味甘性温，入脾、胃经，有温中益气、补精填髓、益五脏、补虚损的功效。苦瓜性寒，味苦可清心火，有养阴生津的作用，搭配鸡肉，寒热互相平衡制约，既可益气补虚，又可养阴生津。

苦瓜炖鸡　益气健脾，生津止渴

源自　民间验方

材料　土鸡1只，苦瓜200克。

调料　盐适量。

做法

1. 土鸡宰杀治净；苦瓜洗净，除子，切块。
2. 将土鸡放入砂锅中，加清水刚好没过鸡，大火烧开，改小火炖约2小时，待汤汁熬至浓稠时，加入苦瓜块，继续小火慢炖至食材熟透，加盐调味即可。

杨力中医课堂

细嚼慢咽，血糖上升更缓慢

糖尿病患者在吃米饭时，速度尽量慢一些，同时配合大量的绿叶蔬菜和适量的豆腐、鱼肉等。吃饭之前先垫几口蔬菜，然后吃一口米饭，吃两口蔬菜，再吃一口豆制品，再吃一口米饭，细嚼慢咽。这样的吃法，可以延缓餐后血糖升高的速度。

按摩三大穴，预防糖尿病并发症

按摩足三里、三阴交、三焦俞，可提高脏腑功能，辅助控糖，对预防糖尿病并发症有帮助。

按压足三里穴，强脾胃

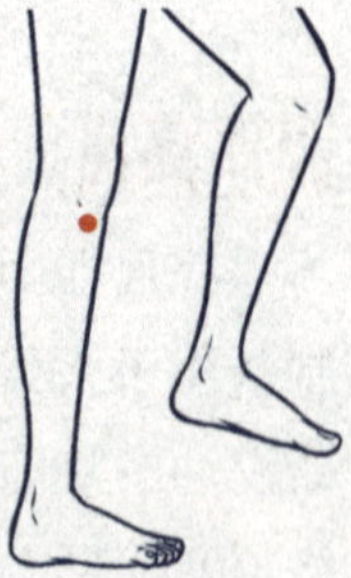

［原理］足三里穴为胃经合穴，中医认为，人以胃气为本，胃气强则五脏俱盛，胃气弱则五脏俱衰。按摩足三里穴可以补中益气、扶正祛邪，增加人体的抵抗力。

［定位］位于小腿外侧，髌骨下缘 3 寸，胫骨前嵴外 1 横指（拇指指关节横度）处。

［方法］用拇指或中指按压足三里穴 100 次。

掐按三阴交穴，调补肝肾

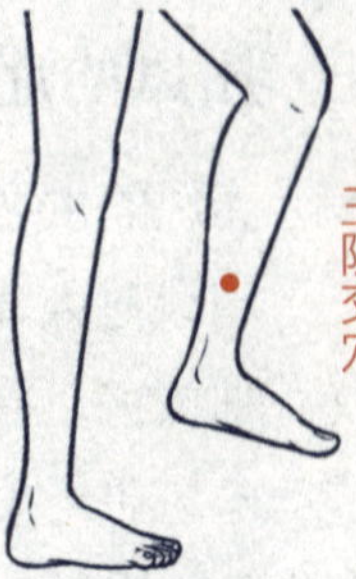

［原理］三阴交穴为肝、脾、肾三条经脉交汇处，经常按揉此穴可益气健脾、调补肝肾。

［定位］在小腿内侧，内踝尖上 3 寸，胫骨内侧缘后方。

［方法］用拇指掐按三阴交穴 100 次。

按揉三焦俞穴，调三焦、益元气

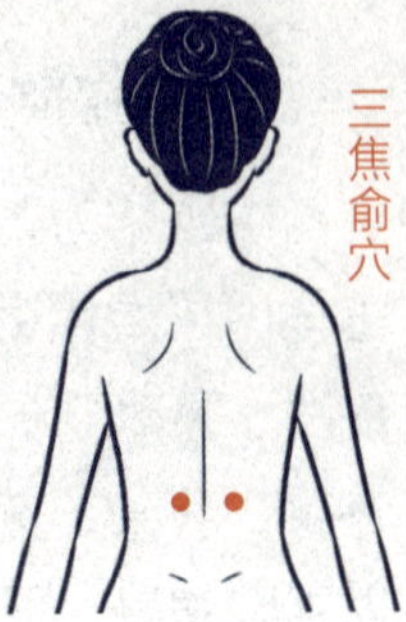

［原理］三焦俞穴有调三焦、利水道、益元气的作用。

［定位］位于背部，第 1 腰椎棘突下，后正中线旁开 1.5 寸。

［方法］用拇指指腹对三焦俞穴进行环状按揉 100 次。

湿浊不除，尿酸不降，痛风不减

调理痛风，以健脾祛湿、降尿酸为主

痛风在中医里属于“痹症”，病因归为“湿浊”的范畴。痛风的发病机制是由于人体内湿浊过多，导致脾肾功能失调，脾不能健运水湿，肾不能分清泌浊，从而使湿浊在体内积聚并流注到关节、肌肉中，导致气血不通，经络阻塞，形成痹痛。调理痛风，以健脾祛湿、降尿酸为主。

痛风的症状及主要危害

痛风的主要症状为关节红、肿、热、痛，甚至影响活动。

痛风对人体危害很大，不仅损害关节，如果不加以控制，可能进一步导致肾脏损害，甚至发展为慢性肾衰竭。

痛风患者发生冠心病的风险也会更大。临床上，高尿酸血症是心血管疾病的危险因素，且很可能是心血管疾病的独立危险因素。

健脾除湿，缓解痛风症状

中医认为，健脾除湿是缓解痛风的突破口。增强脾的运化功能，可以促进体内尿酸代谢，从而缓解痛风症状。平时可以吃一些健脾除湿的食物，如红豆、薏米、冬瓜、海带、山药、陈皮等，尤其可多吃一些利尿的蔬菜，如芹菜、荠菜、苋菜、番茄、大白菜、白萝卜、苦瓜等。另外，适量的运动可以强健脾胃，促进嘌呤代谢，改善痛风症状。

痛风为什么总喜欢在夜间发作

痛风的发作与温度、血液循环等因素相关，很多人经常在晚上痛风发作。

痛风晚上发作，主要和气温低有关

痛风在晚上发作，主要与晚上气温降低有关。痛风主要是由于嘌呤代谢异常引起的血尿酸升高，尿酸超过一定的浓度形成尿酸盐结晶，沉积于关节而诱发痛风，表现为关节红肿、热痛。痛风发病初期，一般以下肢关节为主。痛风发作的诱因主要与温度，以及尿酸的浓度、局部的血液供应等相关。晚上气温较低，血液流速减缓，所以痛风常在晚上发作。

痛风发作时，该如何缓解

第1招 局部冷敷。当痛风急性发作时，应卧床休息，减少关节负重。可用毛巾包裹冰袋或冰矿泉水，冷敷疼痛或肿胀明显的部位20～30分钟，每1～2小时冷敷1次，肿痛缓解后可每3～4小时冷敷1次。冷敷可暂时减轻肿痛感，紧急处理后，应该尽快到正规医院接受治疗。

第2招 抬高下肢。当痛风发作时，疼痛区域通常会出现水肿，抬高下肢（比如，在脚下垫一个枕头）可以减轻水肿。

第3招 多喝水。大量补充水分，可以促进尿酸排出。每日应该喝水2000～3000毫升，尽量选择白开水或淡茶水。睡前、夜间也要注意补水，避免尿液浓缩。

第4招 控制饮食。一是绝对禁酒，二是减少高嘌呤食物的摄入量。酒精和高嘌呤食物的摄入会升高尿酸导致痛风。

第5招 外敷。取黄芪、大黄、黄柏各15克，山栀子、野菊花各10克，蜂蜜适量。将三黄和山栀子捣碎，加入适量蜂蜜，最后与野菊花水混合外敷，可缓解痛风引起的关节肿胀和疼痛。

赤小豆薏米绿豆饭，健脾利尿、降尿酸

中医调理痛风，以健脾、祛湿、利尿为主要思路。通过脾胃运化水湿，促进尿酸排泄，可以缓解痛风症状，达到预防痛风并发症的目的。

赤小豆、薏米、绿豆，健脾利湿三件宝

湿邪是造成痛风的根本原因，赤小豆、薏米、绿豆都是很好的祛湿食材，有利尿、清热消肿、健脾养胃的功效，一起搭配食用，可健脾祛湿，利尿，促进尿酸排出。

杂粮主食对排尿酸的好处

现代医学认为，钾可以促使肾排出尿酸，减少尿酸盐沉积。杂粮的钾含量远高于精米、白面，生糖指数也较低，有利于减轻炎症反应，促进尿酸排出。

赤小豆薏米糙米饭　健脾利湿，促进尿酸排出

源自　民间验方

材料　薏米50克，赤小豆40克，绿豆30克。

做法

1. 薏米、绿豆、赤小豆分别淘洗干净，用清水浸泡4小时。
2. 把薏米、赤小豆和绿豆一起倒入电饭锅中，加入没过材料2个指腹的水，盖上锅盖，按下“蒸饭”键，蒸至米饭熟软即可。

用法　午餐食用，每周2~3次。

杨力中医课堂

高尿酸血症≠痛风

有的人在体检时发现自己血尿酸值增高，就怀疑自己得了痛风。其实，如果只有血尿酸水平升高，而没有痛风关节炎发作，只能称之为高尿酸血症。高尿酸是痛风的生化标志，但并非等同于痛风，有过痛风关节炎发作才可称之为痛风。一般来说，高尿酸血症并无临床症状，只要注意饮食或找出原因纠正，尿酸值会恢复正常，通常不需要药物治疗。

百合糯米粥，缓解痛风症状

百合糯米粥可以补中益气、润肺止咳、宁心安神，还有助于缓解痛风关节炎症。

百合止周身疼痛，促进尿酸排泄

据《经史证类备急本草》记载，百合具有利大小便、止周身疼痛之效。百合中含有一种秋水仙碱的成分，这种成分有抗炎镇痛的作用，有利于缓解痛风引起的关节疼痛和关节肿胀。百合还富含钾，能促进尿酸的排泄。

糯米可暖胃，温阳止痛

糯米有补中益气的作用，且嘌呤含量低，很适合痛风患者经常食用。搭配百合煮粥，可用糯米之暖胃特性及米粥的利尿作用，缓和百合所含秋水仙碱的不良反应（胃肠道不适），温和地发挥调理作用，并补充营养。

百合糯米粥 缓解痛风关节炎

源自 民间验方

材料 干百合 20 克，糯米 50 克。

做法

1. 将糯米淘洗干净，用温水浸泡半小时；干百合洗净后，用温水浸泡 15 分钟。
2. 砂锅置火上，加入适量的清水，大火烧开，放入糯米，待水煮开后，转为小火煮 30 分钟，加入百合，煮至黏稠粥烂即可。

用法 早晚服用，要连吃 30 天以上。

杨力中医课堂

哪些运动有利于保护关节

强度小、节奏慢、关节负荷小的有氧运动，如散步、广播体操、游泳、骑自行车等有助于保护关节，很适合痛风患者，尤其是心肺功能不好的痛风患者。做这些运动应循序渐进，可从散步开始，逐步过渡到做操等。

按揉阴陵泉、解溪，降尿酸改善痛风

痛风患者常伴有下肢关节的疼痛和肿胀，这与血液循环不畅有关。常按摩阴陵泉、解溪穴可以促进下肢的气血运行，有助于消肿止痛、缓解关节炎症。

按揉阴陵泉穴，健脾渗湿

［原理］阴陵泉穴为脾经之合穴，有健脾利湿、通利三焦的作用，为小腿消肿的要穴，还能通利小便。

［定位］位于小腿内侧，胫骨内侧髁下缘与胫骨内侧缘之间的凹陷中。

［方法］用拇指指腹按揉阴陵泉穴3～5分钟，以有酸胀感为度。

按揉解溪穴，消肿止痛

［原理］解溪穴为胃经之穴，能活血化瘀、消肿止痛，减轻痛风症状。

［定位］位于小腿与足背交界处的横纹中央凹陷处。

［方法］用拇指指腹用力按揉解溪穴3～5分钟，以有酸胀感为度。

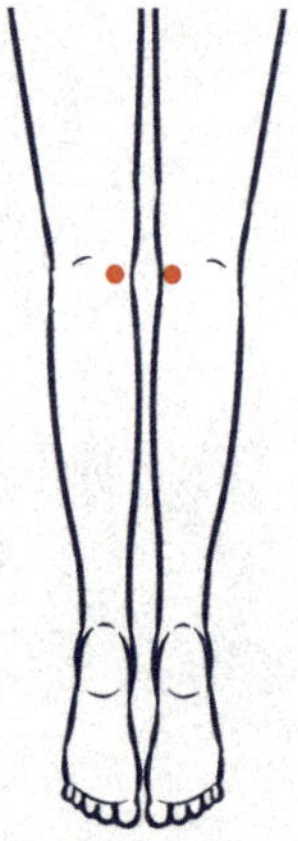

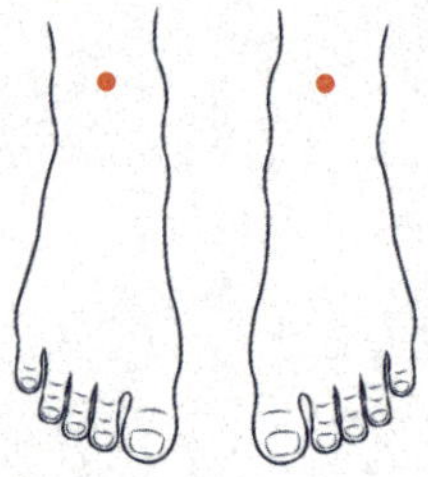

PART

8

除痰瘀、远离高血压、冠心病、结节病、哮喘

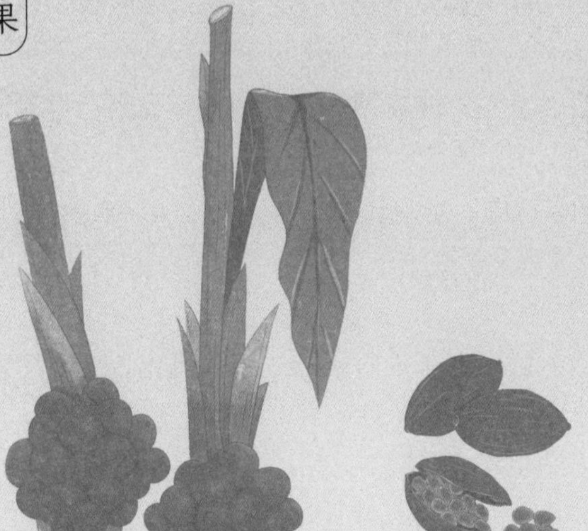

痰和瘀“相互勾结”，常会导致血压升高

痰湿和瘀血碰到一起，血压就会升高

有些高血压病患者，尤其是老年收缩期高血压病患者，会出现收缩压升高、舒张压下降、脉压增大，血管老化、动脉弹性减退等情况。中医认为，这种高血压多与痰湿或瘀血有关。

痰湿和瘀血，源同而流异

痰指“痰湿”，是津液异常的病理产物；瘀指“瘀血”，是血运不畅或离经之血着而不去的病理表征。痰和瘀既是病理产物又是致病因素。痰湿和瘀血都是由于体内脏腑失调，导致人体气血津液运化失常而产生，主要与脾、肝、肾三脏有关。

脾负责运化水谷精微，若其功能失调，食物精华无法有效吸收代谢，就会转化为痰湿。

肝负责疏泄，若肝功能不足，肝气不能畅通，则血液循环受阻，容易导致血瘀。

肾主调节人体水液代谢，如果肾虚，水液代谢失常，则痰湿瘀血内生。

人到老年，要注意控盐

高血压与肾病互为因果。咸入肾，老年人对咸味的感受退化，更要注意控盐，每天摄入不超过 5 克，尤其不要忽略酱油等调味料中所含的盐。

豆蔻草果炖乌鸡，可阻痰湿入侵

高血压患者日常要注重饮食调理，但并不是完全吃素。平时可以花样翻新地食用一些效果较好的食疗方，对改善营养、促进健康很有帮助。

乌鸡，自古被称为“药鸡”

乌鸡自古享有“药鸡”之称。中医认为，乌鸡有补肝益肾、补气养血、退虚热等功效。现代营养学认为，乌鸡的营养价值高于普通鸡，其含多种氨基酸及铁、锌、硒等，有调节人体免疫功能和抗衰老的功效。

肉豆蔻＋草果，甘醇飘香又化痰

肉豆蔻是常用的调味料，很多人平时煮肉时会放。《药性论》中记载肉豆蔻可“治宿食不消痰饮”，用其配芳香化湿的草果炖乌鸡，具有温中燥湿、化痰泄浊的作用，适合高血压患者食用。

豆蔻草果炖乌鸡 化痰泄浊

源自 《中医食疗学》

材料 乌鸡1只，肉豆蔻15克，草果6克。

做法

1. 乌鸡治净；将肉豆蔻、草果置锅中以小火炒焦，然后一起塞入乌鸡腹中缝合。
2. 将乌鸡放进炖盅，加水盖盖隔水炖约2.5小时即可。

用法 食肉喝汤，不建议加盐，可用乌鸡肉蘸老醋汁食用。

中药小档案

药名・草果
性味・性温，味辛
归经・归脾、胃经
功效・燥湿温中，截疟除痰

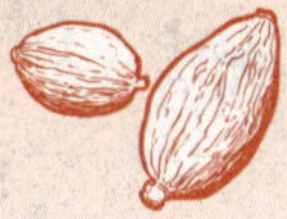

药名・肉豆蔻
性味・性温，味辛
归经・归脾、胃、大肠经
功效・温中，行气，固肠止泻

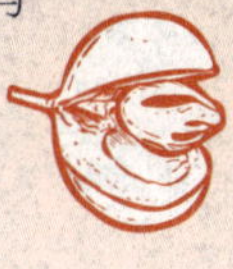

杨力中医课堂

中医教你辨体质选鸡

炖鸡汤时，中医强调根据体质来选择鸡的品种。气虚／阳虚体质，宜选老母鸡，补气作用强；阴虚体质，宜选乌鸡，滋阴清热功效佳；湿热体质，慎用鸡皮和鸡油。

黑豆牡蛎粥，补肾稳血压

中老年人都会有不同程度的瘀血存在，例如色素沉着、皮肤粗糙、长老年斑、巩膜混浊、收缩压升高等，都是瘀血的表现，中医认为，瘀血日久，会出现病理上的“痰瘀互结”。肾为人体元阳之根，主司水液，要使血压平稳，很多时候需要从补肾的角度去调理。

黑豆可以健脾活血，利尿

中医认为，黑豆归脾、肾经，具有健脾益肾、活血利尿的作用。现代医学研究证明，黑豆具有高钾、高钙、高膳食纤维、高不饱和脂肪酸以及低钠的营养特点，有利于控血压、预防动脉粥样硬化。

牡蛎平肝潜阳，控血压

中医认为，牡蛎有滋阴潜阳、软坚化痰的作用，能够平抑肝阳，对于肝阳上亢引起的高血压，有利于缓解其临床症状。

老年人肾气不足，则无力推动血液循环，身体就会通过分泌肾上腺素和去甲肾上腺素促使血压增高，以促进血液循环。所以，要使血压平稳，就必须补充肾气。黑豆和牡蛎都归肾经，配伍食用可补肾。

黑豆牡蛎粥 补肾、稳血压

源自 民间验方

材料 牡蛎肉、大米各 100 克，黑豆 50 克。

调料 香葱末 5 克，香油 3 克，盐 2 克。

做法

1. 黑豆洗净，用冷水浸泡 4 小时，捞出沥干；大米洗净，浸泡半小时后捞出备用；牡蛎肉洗净，沥干备用。
2. 锅中加入约 1500 毫升清水，放入黑豆与大米，用大火烧沸后加入牡蛎肉，搅拌数次，然后改用小火慢慢熬煮。
3. 粥将熟时加入盐、香葱末、香油即可。

玉米须煮茶，调“四高”

玉米须常被当作废物丢弃，但它其实是一味物美价廉的良药。药理研究表明，玉米须的成分有利尿、利胆、降压、降脂、控糖等作用，很适合“四高”患者。

玉米须是一味良药

中医认为，玉米须性平，味甘、淡，有利尿消肿、平肝利胆的功效。有研究表明，玉米须茶对“四高”患者有一定的预防和调理作用。

高血压：玉米须通过促进体内水分的排出，可在一定程度上控血压。而且玉米须茶中的某些成分具有扩张外周血管的作用，对于高血压患者来说，适量饮用有助于控血压。

血脂异常：玉米须含有类黄酮，可通过抑制低密度脂蛋白胆固醇氧化，发挥抗动脉粥样硬化的作用。

高尿酸血症：玉米须利尿功效佳，可迅速将潴留的尿液排出体外，促进尿酸排泄，减轻肾脏的负担。还能减少或消除尿蛋白、改善肾功能。

糖尿病：玉米须含有多糖和皂苷类物质，多糖能促进肝糖原合成，皂苷类物质能辅助调理糖尿病。

玉米须的使用方法

玉米须单用即有效，适当配伍效果更佳。如高血压患者，可用玉米须配菊花煎汤。选用玉米须以当年新鲜玉米为佳，陈玉米须药效稍差。

玉米须茶 预防“四高”

源自 民间验方

材料 玉米须（干品）60克。

做法 玉米须加清水600毫升，用小火煎煮30分钟，得200～300毫升煎剂，过滤后饮用即可。

用法 一日分2次服完。

防中风、防偏瘫要有术

防中风“三字经”

稳血压: 不稳定的血压就像一颗不定时炸弹埋在身体里面。所以,高血压一经确诊就必须坚持服药治疗,以降低及稳定血压。

调情绪: 情绪稳定有助于肝的疏泄,不要过分高亢或低落。

防便秘: 大便燥结时,排便用力,会使腹压升高,血压和颅内压也同时上升,极易使老年人脆弱的血管破裂而引发脑卒中(中风)。因此,年纪越大越要小心便秘,日常多喝水,多吃菠菜、油菜、梨、猕猴桃等润肠通便的食物。

避寒冷: 寒冷季节,血管收缩,外周阻力增大,血压上升。从温暖的室内到天寒地冻的室外,温度骤变的刺激很容易引起血压升高。所以,高血压患者在冬季要特别注意保暖。

重先兆: 出现无诱因的剧烈头痛、头晕、晕厥,或突感肢体麻木、乏力或一时性失视、语言交流困难等先兆症状,应及时去医院检查治疗。

中风主要症状可以概括为“中风120”口诀:

“1”,看到1张不对称的脸;

“2”,2只手臂是否单侧无力;

“0”,聆(零)听讲话是否清晰。

常做两个“清栓”动作

按摩颈部少中风

方法　将双手摩擦发热后,快速按摩颈部左右两侧,以皮肤发热发红为宜。

功效　改善大脑供血,预防中风发生。

空抓手防脑出血

方法　左右手轮流做空抓手,每次各做400~800次。

功效　缺少锻炼的右脑血管壁相对脆弱,易发生破裂。经常锻炼左手,可以锻炼右脑,减少病变发生。

痰瘀是心脑血管的大敌，祛痰化瘀防心梗

痰瘀互结困扰心包经，常会诱发冠心病

中医认为，血脂异常是痰浊化生的物质基础，即有脂必多痰。血脂异常又是冠心病发生的主要因素，而瘀血是冠心病的主要病理实质，故痰瘀同病、痰瘀互结在冠心病的发生中起主要作用。

气血瘀滞困扰心包经

冠心病在中医里属“胸痹”“心痛”。气血瘀滞困扰心包经，使周身血液循环不顺畅，就会诱发冠心病。

中医认为，心脏的病，首先会表现在心包上。如果心包经出现问题，心脏自然也会出现问题。

在中医里心包经的病叫“心澹澹大动”，类似心悸的症状。有些“三高”患者在劳累或紧张时，会出现胸闷、气短的情况，有时还会引起肩后背部、左肩臂放射性疼痛，这些都是心脏病的早期症状。这是由于本身供给心脏的血管（冠状动脉）被痰浊瘀血堵住了，引起心肌缺血、缺氧。情况严重还会导致心肌梗死。

活血祛瘀吃什么

瘀血阻滞的人，面色发黑、无光泽，口唇和舌头紫暗或舌质有瘀斑、瘀点，皮下有紫斑，体内有肿块，疼痛且长期不能缓解。

日常可多吃茄子、羊血、油菜、甜菜、藕等食物辅助活血化瘀。

气滞就会血瘀，玫瑰佛手茶消滞化瘀

气滞是指人体某一脏腑气机阻滞，运行不畅所表现的证候，多由情志不畅、邪气内阻、阳气虚弱、温运无力等因素造成。中医理论认为，“气行则血行，气滞则血瘀”，气滞常导致血瘀。

心情不好，疏肝理气是首选

肝是主疏泄和调节情志的主要脏器，心情不好容易导致肝郁气滞。玫瑰花有理气解郁、活血散瘀之功。《药性考》说它可“行血破积”，可疗“损伤瘀痛”。

玫瑰花＋佛手，理气消滞效果好

玫瑰花气味芳香，清而不浊，和而不猛，能疏肝理气而解郁，可用于肝郁气滞、瘀血阻滞所致胁腹胀痛。现代研究认为，玫瑰花具有改善微循环、抗氧化、调节神经系统功能等作用。

佛手既可疏肝理气，又可燥湿化痰。与玫瑰花合用，可互相助力，行气导滞，疏通气血。

中药小档案

药名・佛手

性味・性温，味辛、苦、酸

归经・归肝、脾、胃、肺经

功效・疏肝理气，燥湿化痰

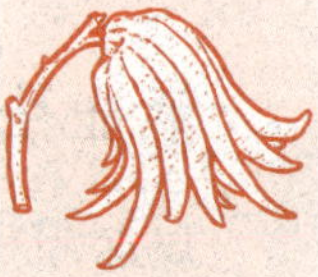

玫瑰佛手茶 疏肝解郁、化瘀滞

源自 民间验方

材料 玫瑰花、佛手各 5 克。

做法 将玫瑰花、佛手一起放入杯中，冲入沸水浸泡 10 分钟即可饮用。

温馨提示 月经量较多以及怀孕的人群不宜服用。

杨力中医课堂

玫瑰花养肤之法

在日常生活中，利用玫瑰花泡柠檬片或茯苓粉，有助于淡化色斑。柠檬片中富含维生素 C，具有较好的抗氧化作用，对改善和淡化色斑有一定辅助作用。茯苓粉有健脾渗湿的作用，有助于排出体内湿气，从一定程度上改善皮肤状况。

山楂红枣莲子粥，祛痰化瘀护心脏

中医认为，冠心病的发生与心、肝、脾、肾各脏器的功能密切相关。心气不足或肝的疏泄、脾的运化、肾的温煦滋养等生理功能失调，就会引起气滞、痰浊、寒凝、瘀血等病理产物阻塞心脉，使心脉不通、心失所养，导致冠心病发生。山楂红枣莲子粥可行气活血，对冠心病有很好的防治作用。

山楂可行气散瘀、化浊降脂

心血管疾病常以气滞血瘀为特征。山楂可行气散瘀、化浊降脂，具有扩张血管、增加冠脉血流量、改善心肌缺血的作用，能辅治心血管疾病。

红枣可以养血安神

红枣补中益气、养血安神，很适合脾虚、心气虚的人食用。现代药理研究认为，红枣中的环磷酸腺苷，能够扩张血管、增加心肌收缩力、改善心肌营养，对防治心血管系统疾病有良好的作用。

莲子养心健脾

莲子有养心健脾益肾之功，莲子心还有一定的强心作用，能扩张外周血管，降低血压。

三者配伍和补脾益肺的大米煮粥，既有助于健脾而祛痰湿，又可补心肺助气活血。

山楂红枣莲子粥 疏肝解郁、化瘀滞

源自 民间验方

材料 大米 100 克，山楂肉 50 克，红枣、莲子各 30 克。

调料 红糖少许。

做法

1. 大米洗净，用清水浸泡 20 分钟；红枣、莲子分别洗净。
2. 锅置火上，倒入适量清水大火烧开，加大米、红枣和莲子，煮至莲子熟烂后放山楂肉，熬煮成粥，加红糖搅拌均匀即可。

用法 早晨或晚上睡前食用。

按摩内关、太渊穴，为心脏健康保驾护航

平时如果感到心脏不舒服，可以试着按按内关、太渊等穴。尤其是心包经上的内关穴，因为当有外邪侵犯心脏时，心包能替心受邪。

按压内关穴，缓解胸部不适

［原理］内关穴为心包经络穴，可“络心系”，有益心气、宽胸膈、止胸痛等功效。

［定位］在前臂区，腕掌侧远端横纹上 2 寸，掌长肌腱与桡侧腕屈肌腱之间。

［方法］用拇指指腹按住内关穴，左右旋转各 10 次，然后紧压 1 分钟。

掐按太渊穴，补肺气、利心脏

［原理］太渊穴为肺经母穴，“虚则补其母”，按摩本穴可以补肺气、通血脉、利心脏。

［定位］在腕前区，桡骨茎突与舟状骨之间，拇长展肌腱尺侧凹陷中。

［方法］用拇指及甲尖掐按太渊穴，每次 1～3 分钟。

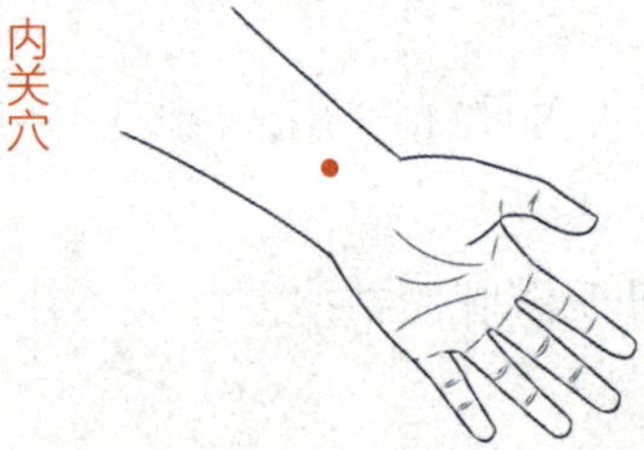

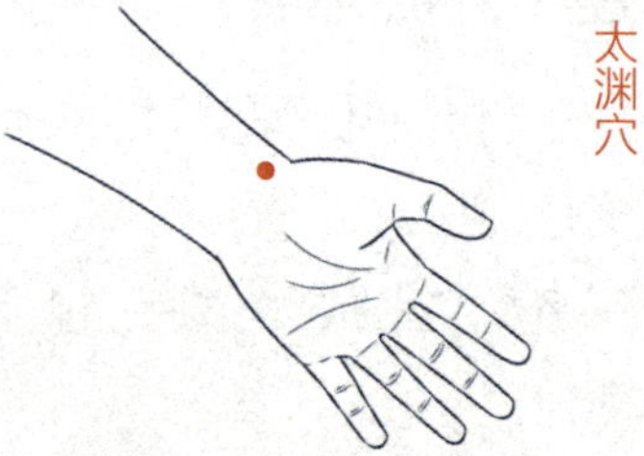

痰瘀不除结节生，散结关键要祛痰化瘀

结节多与气滞、痰凝、血瘀有关

清代《杂病源流犀烛》中记载：“邪积胸中，阻塞气道，气不得通，为痰，为食，为血，皆邪正相搏，邪既胜，正不得制之，遂结成形而有块。”因此从中医的角度看，无论是肺结节、甲状腺结节、乳腺结节还是身上其他部位的结节，其形成、发展、演变过程，多与气滞、痰凝、血瘀密切相关。

肝郁气滞为先，是基本病机

在现代社会中，人们压力普遍偏大，情绪容易压抑，再加上睡眠不好、运动不足等，容易肝气郁结，肝失调达，气滞肝经，导致结节。

如果仅仅是气滞，那出现的结节会忽大忽小，不易成形，临床表现为每次检查显示结节的大小、位置都不一样，或结节时有时无。所以说结节的形成，大多以气郁、气结或气滞为先。

人体肝经起于足大趾背部，循行方向是从脚到胸，上接胆经，下接肺经。一方面，肝经支脉贯穿膈肌进入肺中，肝肺经络相通，二者调节气机的功能具有协同性；另一方面，甲状腺、乳房所处位置，皆为肝经循行之处。所以，肺结节、甲状腺结节、乳腺结节，都和肝郁气滞相关。

痰、瘀等病理产物壅结在后

肝属木，脾为土，木郁则克土。当肝气郁结进一步发展，损及脾气，以致脾失健运，会出现痰凝；或血行不利出现血瘀时，导致痰浊、瘀血阻滞经络，结节才会成形，固定在一处。

所以结节的形成，大多以气滞为先，痰凝血瘀在后。

佛手疏肝理气，少疼痛少结节

中医认为，肝主疏泄，调控人体气机的升降。病理状态下，气不通畅则郁，气不化津成痰，气不运血为瘀。佛手是常用的理气药（行气药），有助于疏理气机，让全身的气血运行正常，没有郁结和堵塞，结节就没有生长的环境。

佛手是“散结高手”

很多人都有这样的体会，生气时觉得胸闷难舒，这是因为情志不畅导致一时“气滞”。如果是因疾病导致的气滞，可能会长期胸闷、喜叹息，情绪波动时易腹胀腹痛、嗳气，女性乳房胀痛、乳腺增生，甚至咽部如有异物梗阻。

佛手味辛能行散，味苦能疏泄，芳香能走窜，性温能通行，归肝、脾、胃、肺经，有疏肝理气的作用，能够有效调理气机郁结，缓解胁肋胀满、胸闷胀痛、心烦易怒、嗳气反酸等不适症状，并有助于祛痰。

在中医理论中，柑橘类水果大都有助于改善气郁、散结，特别适合气滞人群，如乳腺增生、乳腺结节和甲状腺结节患者。

佛手的食用方法

使用佛手制作粥或茶，有助于预防结节。

佛手茶：鲜佛手 15 克（干品 10 克）。用 200 毫升开水冲泡后饮用，可重复冲饮至味淡。

佛手粥：佛手 10 克，大米 100 克。将佛手洗净之后，清水浸泡 10 分钟，水煎去渣取汁，加入大米煮成粥即可。

佛手与其他中药配伍，更能发挥行气止痛的作用。

1. 用于祛痰，可与丝瓜络、瓜蒌皮等同用，改善肺结节。
2. 用于化瘀，可与川芎、红花、郁金等同用，理气化瘀、活血止痛。

注意：气阴亏虚、干咳少痰者忌用佛手。

虫草老鸭煲，涤去肺部痰湿防结节

肺脾气虚，水液代谢失调，就会聚而成痰，痰浊长期潜伏在肺络中，就可能形成瘀阻，导致肺结节。用虫草老鸭煲，可祛除肺部痰湿，预防结节。

冬虫夏草，扶助人体正气

《丹溪心法》中记载："善治痰者，不治痰而治气，气顺则一身津液亦随气而顺矣"，说明治气在祛痰中很重要。

冬虫夏草是麦角菌科真菌冬虫夏草菌寄生于蝙蝠蛾科昆虫幼虫上形成的子座和幼虫尸体的干燥复合体，有保肺益肾、止血化痰的功效，可扶助人体正气，对于气虚型肺结节有改善作用。

鸭肉补气益阴，防结节

鸭肉入肺、脾、肾经，可滋阴补虚。虫草配老鸭，不仅味道鲜美，还可补气益阴、行气祛痰。

虫草老鸭煲 行气祛痰

源自 《本草纲目拾遗》

材料 冬虫夏草5根，老公鸭1只。

调料 葱段、料酒、姜片、胡椒粉、盐、酱油各适量。

做法

1. 老公鸭去毛、内脏，治净，放入清水锅中焯去血污，捞出。
2. 将鸭头顺颈劈开，放入冬虫夏草，用线扎好，和料酒、姜片、葱段、酱油一起放入砂锅内，加入适量清水以小火炖烂，食时加胡椒粉、盐即可。

禁忌 外感表邪咳喘者不宜食用。

海带黄豆汤，软坚散结防结节

中医认为，气虚则气不行，血虚则气不升，痰多气塞则气不运。治疗时，气虚宜补气，血虚宜补血，痰多宜导痰。

中医药防治结节病有什么优势

临床证明，中医药在防治结节病的过程中，可以通过消痰、化瘀、软坚、散结等药物散结节，不良反应小，不易复发。

海带 + 黄豆：祛痰化瘀，软坚散结

中医认为，海带（昆布）可消痰软坚散结，为治疗瘿瘤（甲状腺肿大）的要药。

现代药理研究发现，海带含有的多糖化合物有降血脂、抗凝血、抗肿瘤、抗辐射的作用。

现代药理研究发现，黄豆中的异黄酮类成分不仅可以抑制乳腺肿瘤细胞增殖、分化，降低乳腺癌发生率，还具有降血脂、抗血栓的作用。

中药小档案

药名·海带（昆布）
性味·性寒，味咸
归经·归肝、胃、肾经
功效·消痰软坚散结，利水消肿

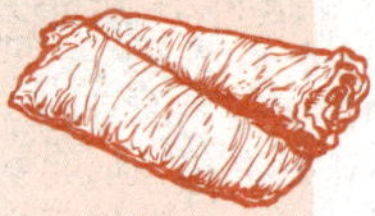

海带黄豆汤 散结软坚

源自 民间验方

材料 黄豆 100 克，干海带 10 克。

调料 盐少许。

做法

1. 黄豆洗净，浸泡 1 小时；海带泡发，洗干净，切成片。
2. 将所有食材加适量清水，放入砂锅中熬至黄豆软烂，食前加盐调味即可。

温馨提示 适用于高血压、冠心病伴有血脂异常、单纯性甲状腺肿、慢性颈淋巴腺炎等。甲状腺结节人群注意控制碘摄入量。

主动咳嗽与深呼吸，巧避痰毒伤肺

中医认为，肺主气，司呼吸，朝百脉，主治节，可调节全身脏腑气机。人体血液全都通过经脉聚于肺，伴随肺的呼吸作用进行气体交换，再输布全身。肺为娇脏，更容易感受外邪，长期接触有害物质和吸烟都是肺结节的诱因之一。平时养成主动咳嗽和深呼吸的习惯，可以帮助肺进行排毒，降低外邪的伤害。

深呼吸 + 主动咳嗽：清肺

咳嗽是呼吸道黏膜受刺激引起的一种防御性生理反射动作，是呼吸系统出现不适或疾病后的一种保护性反应。咳嗽使呼吸道产生巨大气流，可以及时清除气管与支气管内的分泌物，将有害的气体和痰液排出体外，对于保持呼吸道通畅有着重要作用。

人每次呼吸时，肺内都有残余的废气无法排出。这些废气对于人体来说就是一种毒素，排出这种毒素的最佳方法是进行深呼吸。正确的呼吸方法要做到四个字：深、长、匀、细。深，是一呼一吸都要到头；长，时间尽量拉长；匀，呼与吸之间的速度要保持均匀；细，要像一条线似的慢慢将浊气呼出。注意用鼻而不要用嘴呼吸。

主动咳嗽时要先深吸气，同时缓缓地展开双臂，然后突然咳嗽，并迅速将双臂垂下，使气流从口鼻喷出。整套动作做完后，正常呼吸几次，再重复5～10遍即可。

练习中需注意的几个问题

1. 为使咳嗽更有效，可先喝一杯温开水，以稀释痰液。

2. 选择绿地公园、河边、湖边等空气清新的地方练习。

3. 每套动作间歇期一定要做几次正常呼吸，以防过度换气。

4. 患有慢性阻塞性肺疾病、支气管哮喘、肋骨骨折的患者及身体虚弱的老年人不适合主动咳嗽。

推拿期门、太冲穴：疏肝泻火，结节不乱长

长期情绪不好，经常生闷气、愤怒等，是导致结节的最常见因素。如果心情不好，爱发脾气，可以使用人体的“出气筒”穴位，每天按摩 10 分钟，可使肝气顺达，结节不再生长。

按摩期门穴，疏肝气

〔原理〕期门穴为肝经募穴。所谓募穴，是指五脏六腑之气结聚在胸腹部的腧穴，能有效调节相应脏腑的功能。按摩期门穴有疏肝理气、降逆止痛的功效。

〔定位〕位于胸部，第 6 肋间隙，前正中线旁开 4 寸。

〔方法〕用掌心按摩期门穴 5 分钟。

按揉太冲穴，泻肝火

〔原理〕太冲穴是肝经的原穴，按摩太冲穴有平肝息风、疏肝理气、清利头目的作用。

〔定位〕位于足背，第 1、2 跖骨间，跖骨底结合部前方凹陷处。

〔方法〕用拇指指腹按揉太冲穴 5 分钟。

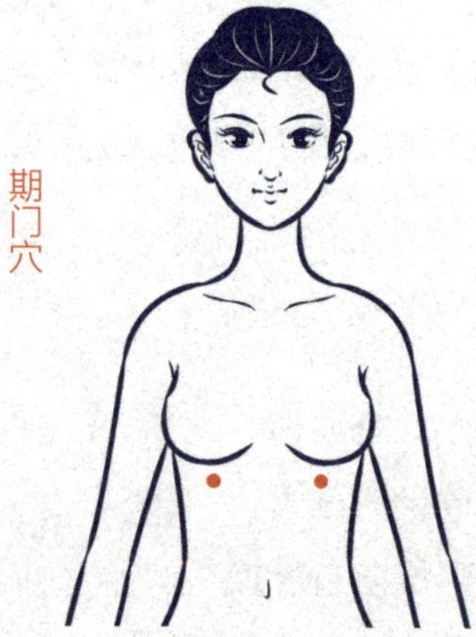

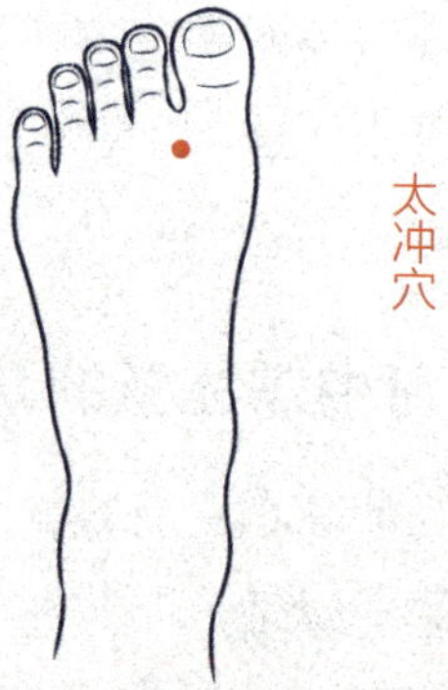

痰瘀互结哮喘生，化痰消瘀破难关

攻克哮喘难关，搬走痰瘀垃圾是关键

西医对哮喘的治疗一般是针对具体症状，比如消炎、止咳、平喘。虽然看上去见效快，但不能从根本上解决问题。中医调理不以控制症状为目的，而是从根本解决，如让痰液顺利排出，使哮喘真正得到缓解，而且不容易复发。

哮喘是怎么引起的

中医认识哮喘，是从内因和外因，也就是本和标两方面来看。内因，就是本，主要是肺、脾、肾三脏不足，导致痰饮停留在肺，形成伏痰（隐藏得很深，并且很顽固的痰）。外因，就是标，主要指感受风寒、风热等外邪，或一些特殊的刺激（尘螨、花粉、雾霾等），或者吃了海腥发物，这些外邪引动伏痰，诱发哮喘。

哮喘发作期，要把伏痰排出去

发作期是患者肺部有伏痰，在感受到外邪以后，痰饮阻滞气道诱发，调理应以祛邪为主，让伏痰排出体外。这个时候的咳嗽、气喘，是人体正常的排邪反应，是要把肺部的顽固痰液吐出来，所以在调理时，千万不要强行止咳平喘。

改善哮喘，除顽痰有“虫类良药”

唐容川在《血证论》上说：“若无瘀血，何致气道如此阻塞，以致咳逆倚息，而不得卧哉”。说明瘀血内阻是哮喘难治的原因之一，因此治疗哮喘时可酌情加桃仁、川芎、丹参、红花、当归等活血化瘀药。对顽固性哮喘需加全蝎、地龙、蝉蜕、蜈蚣、僵蚕等虫类药，增强平喘降逆之功。

湿热性哮喘，加味百合汤清肺停喘效果好

初痰在肺，湿痰在脾，老痰在肾。湿邪重浊黏滞，侵犯人体，留而不去，聚久生痰；或湿郁化热，湿热相熬，煎炼成痰。痰热壅肺，肺失清肃而上逆致喘。对于这种湿热性哮喘，可用加味百合汤来调理。

湿热性哮喘的表现

气息粗重，喉中痰鸣，胸闷膈满，烦闷不安，咳呛阵作，痰黄或白、黏浊稠厚、咳吐不利，面赤，口渴喜饮，舌质红、苔黄腻。

加味百合汤清肺停喘

湿热性哮喘的调理宜着眼于痰、热、气。治痰当凉润清化而不可温燥；治热宜外宣内清而不用苦寒；治气当宣降肺气，畅通气道。随着痰消而气道开通，热退而肺气得平，则哮喘自止。

《圣济总录》卷六十六中的“百合汤”主治肺气壅滞、咳嗽气喘、胸闷口渴等症。加味百合汤是在此基础上加减而成的，清湿热、化痰平喘的效果较佳。

此方中，百合凉润清化而止咳，一般哮喘的人情绪激动易加重病情，百合还可敛气养心安神，有助于稳定患者的情绪。桑白皮清肺降气，使肺气清肃；紫苏叶宣肺行气，畅通气道；薏米健脾利湿热。本方清宣降三法合用，共奏宣肺清热，降气化痰，止哮平喘之功。

加味百合汤　除湿热，清肺化痰平喘

源白　《圣济总录》原方加减

材料　薏米 20 克，桑白皮、紫苏叶、百合各 10 克。

做法　将所有中药材洗净，共入砂锅，加水 2000 毫升，煮开后改小火煮至 1000 毫升。

用法　滤渣后放温服用。

白芥子化痰逐饮，祛上焦痰湿效果好

对于寒性哮喘、顽痰咳喘，或者寒热错杂的哮喘（即症状中有寒证又有热证），可以用白芥子温肺化痰，让痰饮顺利地排出。

认识寒热错杂型哮喘

临床上，寒热错杂的哮喘最为多见。为什么会又有寒又有热呢？

寒热错杂的辨证比较复杂。痰液在体内待久了，会郁而化热。可能流清水一样的鼻涕、畏寒，但同时又吐黄痰，嘴唇发红，这就是有寒有热的表现。这种情况下调理应以温肺化痰为主，以促进痰饮排出，同时可以辅助用一点清热的药物。白芥子温肺化痰，利气散结，正好派上用场。

白芥子祛痰而不留隐患

中医认为，白芥子色白入肺而走上焦，有温肺豁痰利窍、散结通络止痛的作用。用白芥子既可以消除有形之痰，尤其是寒痰（白色或清的痰液），又可以除掉无形之痰，能深入全身荡涤水饮、痰毒，散结通络。临床上，白芥子常与莱菔子、紫苏子配伍使用改善喘咳。

配莱菔子: 莱菔子长于顺气开郁，下气定喘，消食化痰；白芥子温中散寒，长于利气豁痰，二药搭配，相互促进，利气消食、祛痰止咳、降气平喘之力增强。

配紫苏子: 白芥子辛温走散，可疏通气机与经络；紫苏子降气消痰，止咳平喘。两药配伍可化痰逐饮，用于寒痰喘咳痰多、胸胁胀痛；及痰湿流注关节、肢体，经络阻塞不通引起的关节麻木、疼痛。

注意，白芥子性温，容易动火伤阴，故肺虚久咳、阴虚火旺及胃火炽盛者忌用。

按揉天突、定喘，清肺化痰改善哮喘

哮喘发作时，可按摩天突穴、定喘穴快速平喘，按摩时要有“得气”的感觉，以局部有酸胀感、皮肤微微红热为度。

按揉天突穴，化痰利咽

〔原理〕天突穴相当于肺与自然相通的通道，清气从这里进入肺，浊气从这里呼出。按揉天突穴可使清气入肺，排出浊气，有宽胸理气、化痰利咽之功，可改善支气管炎、哮喘。

〔定位〕位于颈部，当前正中线上，两锁骨中间，胸骨上窝中央。

〔方法〕用拇指或食指指腹按揉天突穴，每次 30 下，一天 3~4 次，力度以微微酸痛为宜。

按压定喘穴，止咳平喘

〔原理〕按摩定喘穴有止咳平喘、通宣理肺的作用，常用于改善支气管哮喘、支气管炎、百日咳等。

〔定位〕在背部，当第 7 颈椎棘突下，后正中线旁开 0.5 寸。

〔方法〕用双手食指指腹或指节同时向下按压定喘穴 1~2 分钟，以有酸痛感为度。

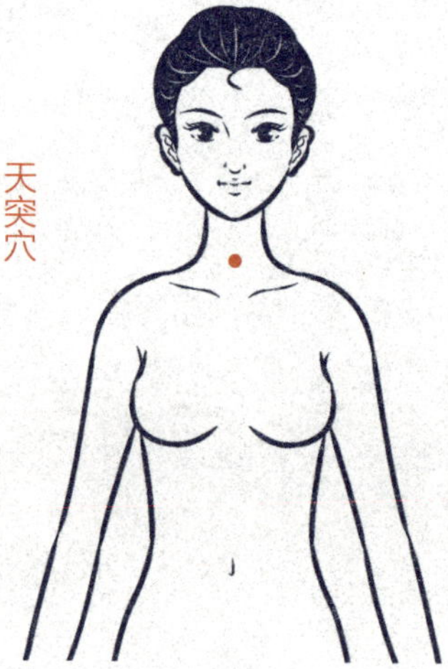

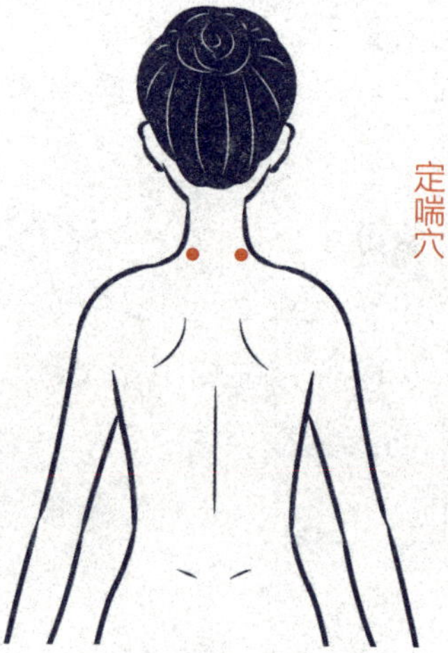

PART

9

除寒瘀、远离颈椎病、痛经、关节疼痛、癌症

葛根

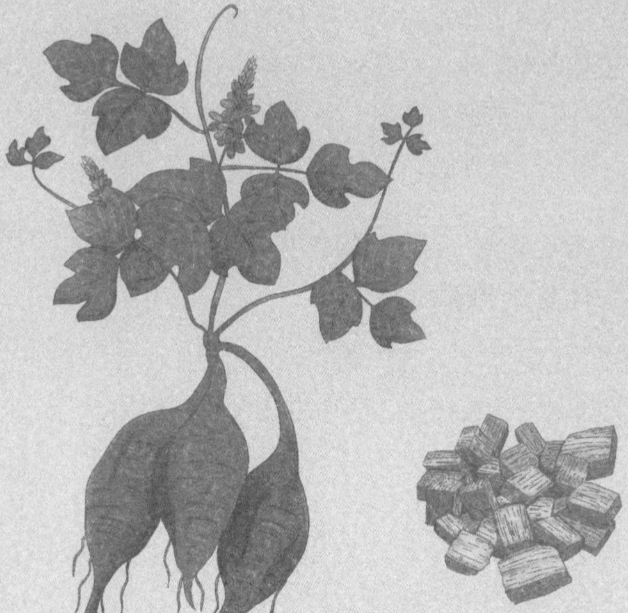

颈椎病：寒瘀互结是致病根源

颈椎病：寒湿瘀让颈椎很受伤

颈椎病属中医“痹症”范畴，是气滞、痰浊、瘀血等病理产物堆积，致使经络瘀滞、风寒湿邪外袭，痹阻于经脉导致筋骨不利而发病。

颈部在人体中很重要

颈部在人体中很重要，全身经脉有 6 条经过颈部，它们分别是督脉、膀胱经、三焦经、小肠经、大肠经和胆经。

现在患颈椎病的人群在不断扩大，而且越来越年轻化。长时间低头看书或玩手机、长期伏案工作的人最容易得颈椎病，最典型的症状就是脖子后面的肌肉发硬、发僵，颈肩疼痛，有时伴有头晕、恶心、手指麻木等。

长期伏案工作，导致经脉阳气不通

办公室白领长期保持同一姿势伏案工作或学习，上体前倾，颈椎紧张，会导致督脉经气不通。督脉掌管全身的阳气，督脉经气不畅，则阳气不通，颈椎脊背缺乏阳气的滋养，再加上夏天空调的冷气、冬天外界的寒气侵袭，导致血管痉挛，血液循环减慢，如不注意保暖，可能引发颈肩疼痛。若颈部已有病变，则更容易诱发颈椎病。

背部受寒湿侵扰，也会引发颈椎病

背部是人体阳气最盛的部位，也是最容易受寒湿侵袭的部位。背部还有膀胱经和督脉循行。如果背部受寒湿，日久渐积，会引发颈椎病、肩周炎、腰椎间盘突出等疾病。

妙用葛根，减轻颈椎疼痛

颈椎病的具体病因是多方面的，如慢性劳损、颈椎的退行性病变等都可能会导致颈椎病。从中医来讲，颈椎病形成的一个重要原因是寒邪客于太阳经，致使筋脉失养。葛根可以解表祛邪，升发脾胃清阳，濡养筋脉，改善颈椎病。

中药小档案

药名·葛根

性味·性凉，味甘、辛

归经·归肺、脾、胃经

功效·解肌退热，生津止渴，通经活络

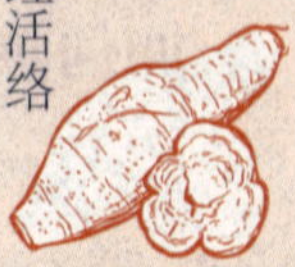

中医常用葛根汤调理寒湿痹阻型颈椎病

据《神农本草经》中记载，葛根“主消渴，身大热，呕吐，诸痹，起阴气，解诸毒”，说明了葛根在调治颈椎病方面的可能性和功效。中医常用葛根汤调理寒湿痹阻型颈椎病。

葛根改善颈椎问题的原理

葛根中含有多种营养成分，其所含葛根素能解除血管平滑肌痉挛，减少肌肉不适；黄酮类物质能使微血管扩张，增加冠脉和脑血流量和流速，改善因颈椎病引起的头痛、眩晕。

葛根汤 发汗解表，濡润筋脉

源自 《伤寒论》

材料 葛根、桂枝各10克，白芍、红枣各12克，炙甘草5克，麻黄8克，生姜3片。

做法 所有材料洗净，一同加水煎服，每次煎熬时间不少于30分钟。

用法 5剂，每天1剂，早或晚服。

杨力中医课堂

葛根外用方治颈椎病

葛根60克，桂枝、骨碎补各30克，水煎。取500毫升空瓶，灌满煎好的药液。将毛巾用药液浸透后取出，覆盖在装有药液的瓶上。让患者仰卧枕于毛巾上，颈部热敷，每次30分钟，每日3次。这种方法可促进局部血液循环，缓解颈肩部肌肉痉挛，解除疲劳。

炒粗盐热敷，除湿祛寒效果好

食盐在生活中常被作为调味品，而粗盐炒后外用熨敷可祛风除湿、散寒止痛。

粗盐一炒，驱寒祛湿

在中医里，用炒热的粗盐热敷又称为“熨”，可以起到温热肌肤、祛风散寒、行气活血、祛瘀止痛的作用，能够将人体内的湿气、寒气吸出来，从而缓解不适。这虽然是一种民间流传的方法，但现代医学也认为，热敷可使局部皮肤温度升高，加速局部的血液循环，使肌肉放松。

用粗盐热敷的方法很简单：取适量的粗盐放到炒锅中，炒至干燥、发烫，待粗盐温度下降至皮肤可耐受时装入袋子中并封口，热敷于身体各部位。

如何热敷对颈椎有益

寒瘀湿气较重的人群，可以常敷脚心，最好在泡脚之后热敷，坚持一段时间，会有明显改善。

颈椎病所致颈部疼痛、转动不灵活，可将“盐敷包”放于脖子疼痛处，每次热敷 20 分钟左右，早晚各敷 1 次，能够有效增加颈椎部位的血液循环，起到通络止痛的作用。

热敷的注意事项

1. 一般粗盐指的是大粒的海盐、池盐等自然结晶形成的天然盐，而非生活中的食用盐。

2. 盐有易吸潮的性质，无论用何种方式加热，一定要加热到盐中的水分蒸发干净。

3. 皮肤有破损或溃疡时，不建议采用这种方法。

4. 热敷前要注意测试温度，尤其是老年人以及“三高患者”，需在他人监护下进行热敷。

5. 热敷后半小时内，不要用冷水洗手或洗澡，避免毛孔大开风寒入侵。

6. 热敷后，要喝适量温开水（绝对不可喝冷水或冰水）。

艾灸风池、肩井，呵护颈椎不受寒

艾灸调理颈椎病，可以借助艾条点燃后的火力，祛除寒和瘀。灸风池、肩井两个穴位，调理效果较佳。

艾灸风池穴，散风寒

［原理］风池穴是胆经、阳维脉的交会穴。阳维脉联络各阳经，胆经在风池穴将气血向上输散于头颈各部，故此穴是调治头面部疾病的重要腧穴，还可用于防治颈椎病，特别是颈肩部肌肉僵硬、落枕，或伴有头晕头痛等。

［定位］位于颈后区，枕骨之下，胸锁乳突肌上端与斜方肌上端之间的凹陷中。

［方法］点燃艾条，对准风池穴，距离皮肤 1.5～3 厘米处温和施灸 10～15 分钟。

艾灸肩井穴，通经理气

［原理］肩井穴为胆经腧穴，又是三焦经、阳维脉、胃经的交会穴，三焦经及阳维脉的阳气汇入穴内，气行则血行，此穴一打开，全身气血也随之流通，有助于改善颈椎病、落枕等引起的颈项肌肉痉挛、疼痛。

［定位］在肩胛区，第 7 颈椎棘突与肩峰最外侧点连线的中点上。

［方法］点燃艾条后，在肩井穴上方做回旋往复移动，即进行回旋灸，施灸的范围可大一些，灸 10～15 分钟。

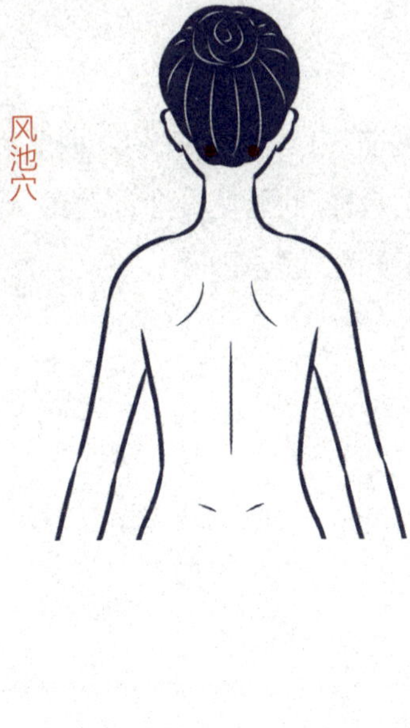

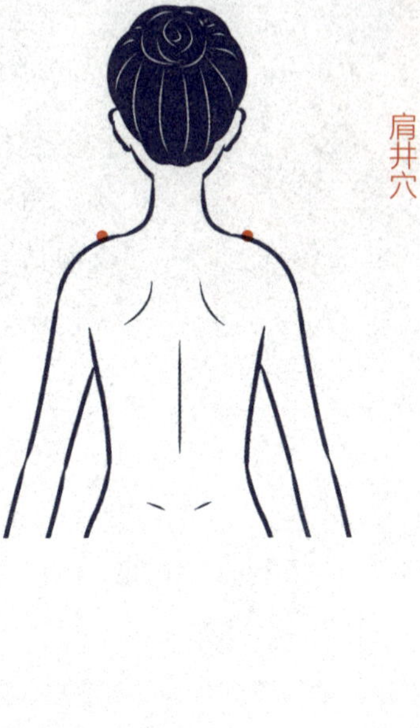

三个小动作，让颈椎变轻松

颈椎疾病三分治，七分养。日常进行颈椎功能的锻炼对颈椎病的防治和康复都很重要。有一组颈椎康复操，可供颈椎病患者锻炼。

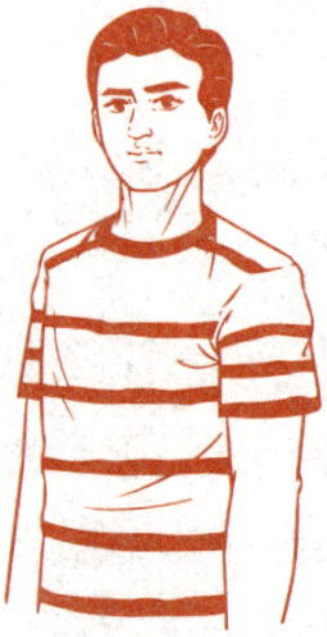

回头望月

头颈左旋，双眼向左侧后上 45 度眺望，达最大幅度时用力拔伸颈部，保持 5 秒钟，还原后右侧重复同样动作。重复 5～10 次。

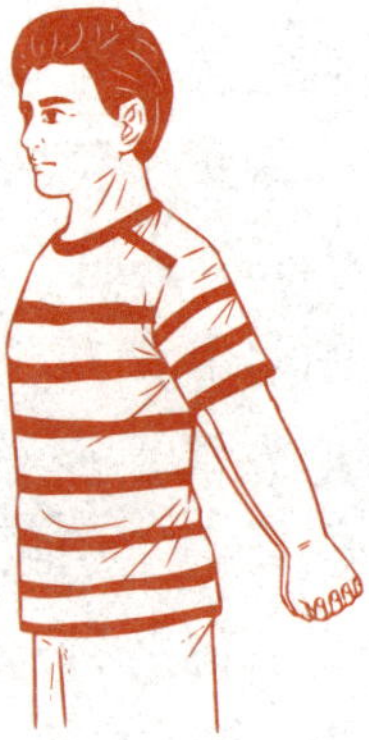

雏鸟起飞

站立位，双足分开与肩同宽，双手在身后相握，用力向后拉伸；同时头颈尽力向后仰，颈肩背部肌肉用力收缩，保持 5 秒钟；然后颈肩部肌肉放松，恢复原位。重复 5～10 次。

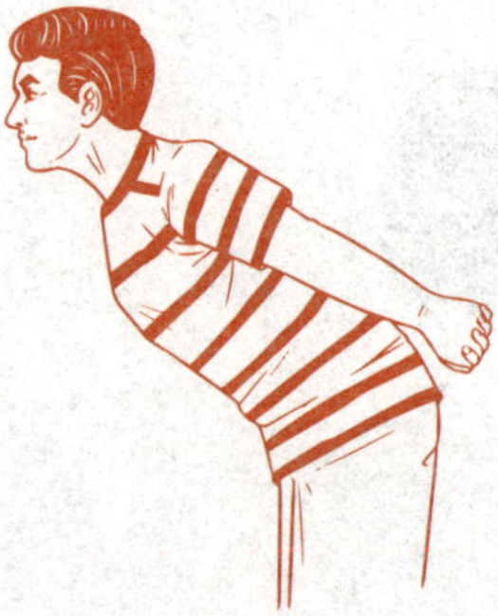

前屈后伸

躯体配合颈部缓慢前屈，达最大幅度保持 5 秒钟，再回原位；躯体配合颈部缓慢后仰，达最大幅度保持 5 秒钟，再回原位。重复 10 次。

温馨提示：每个动作开始时，颈肩部保持放松，颈部向上缓慢拔伸；动作要轻柔和缓，速度与太极拳近似；活动度由小到大，保持在生理范围内；活动量以颈肩轻度酸热、疼痛可耐受为宜，切忌快速、大幅度、过于用力；锻炼贵在坚持。

月经不调和痛经，化瘀散寒能治本

月经总姗姗来迟，喝山楂红糖水祛寒散瘀

规律的月经预示着女性的健康，虽然来月经时会有各种不便，但是如果不按时来那就说明身体出问题了。

月经总延后，身体可能有寒气

中医认为，月经先期常与月经过多、经期延长并见，多与气虚、血热、血瘀、湿热有关。而月经后期则多与血寒、血虚、气滞、痰湿、肾虚有关。

如果月经总是延后，并伴随有四肢冰凉、小腹冷痛的现象，说明身体可能有寒气。阳气不足，阴寒内盛，寒邪搏于冲任，血为寒滞，经脉不通，以致经行后期。

山楂红糖水，活血调经功效强

山楂具有活血化瘀的功效，红糖有助于活血补血，可以常备这两种食材泡茶喝，调理血寒偏有瘀滞的月经后期。

山楂红糖水 散寒调经

源自 民间验方

材料 山楂 50 克，红糖适量。

做法

1. 山楂洗净，放入砂锅中，加入清水，用小火煮 1 小时。
2. 过滤去渣，放入红糖，搅拌均匀即可。

用法 月经前，每日 2 剂，连服 3~5 天。

月经无规律？用傅青主的这个方子就对了

月经是女性的头等大事，中医妇科名家傅青主在调理月经方面贡献了许多名方、验方。对于常见的月经紊乱，傅青主提出用定经汤来调理。

月经无规律，调肝是第一步

中医说的月经紊乱，指的是月经没有规律，一会儿准时，一会儿提前，一会儿推后。这个月事事顺利，心情不错，月经就会如期而至；下个月闷闷不乐，它就会爽约，迟迟不来；再下个月经常生气，它可能提前到来，让人措手不及。这些情况，傅青主认为是肝气郁结造成的，要想让月经如约而来，必须调肝、养肝、疏肝，他开出的方子是定经汤（用时需遵医嘱）。

定经汤，女性养血调经好帮手

这个方子用柴胡疏肝理气，白芍养阴柔肝，当归补肝血，肝的问题就解决了。肝肾同源，肾属水，肝属木，水生木，肾是肝之母。肾水是月经的来源，所以用熟地、菟丝子来补肾。最后用茯苓和山药来健脾补脾，因为脾胃是气血生化之源，脾胃好了，气血才会源源不断，月经才能准时到来。

定经汤 调理月经紊乱

源自 《傅青主女科》

材料 当归、白芍各15克，熟地、山药、菟丝子各10克，白茯苓、柴胡各5克，芥穗3克。

做法 上述材料洗净，水煎。

用法 每日1剂，分早、晚2次温服。

温馨提示 阳虚阴盛者应慎用定经汤，服药期间不宜食用生冷及辛辣食物。

杨力中医课堂

护好女性的“私密花园”

少穿紧身衣裤，避免穿紧身尼龙内裤，最好选择淡色的棉质内裤，有助于透气、吸汗、吸湿。不是月经期，尽量不要用卫生护垫。另外，不要经常用各种药液清洗阴道，否则会破坏阴道内环境，引发阴道炎。

经期腹痛，用红酒煮苹果通经止痛

如果在经期或经行前后出现周期性小腹疼痛，或痛引腰骶，甚至剧痛晕厥，中医称之为“痛经”。饮食调理能起到较好的防治作用。

红酒能通经活络

根据痛经的症状不同，中医将其分为气滞血瘀、寒湿凝滞、气血亏虚等证型。气滞血瘀多见小腹胀痛或刺痛；寒湿凝滞多见小腹冷痛或绞痛，畏寒肢冷，得热痛减；气血亏虚多见小腹隐痛，按则痛减。

中医认为，红酒能通经活络。对于气滞血瘀型痛经，适量饮红酒能扩张血管，使平滑肌松弛，缓解痛经；对于寒湿凝滞型痛经，红酒可以起到散寒祛湿、活血通经的作用；对于气血亏虚型痛经，红酒有温阳补血、缓急止痛的功效。所以这几种类型的痛经，红酒都可以发挥作用。

苹果解痉止痛

苹果中富含维生素和类黄酮。研究发现，1 个苹果中含有类黄酮约 30 毫克以上，而类黄酮具有解痉止痛、镇静安神的功效。患有痛经的女性在发病期间，每晚睡前吃一份红酒煮苹果，可有效缓解痛经，提高睡眠质量。此食疗方除了缓解痛经外，还有调节血脂、降低血液黏稠度的作用，故血脂异常者也可一试。

红酒煮苹果　活血止痛

源自　民间验方

材料　苹果 2 个，红酒适量。

做法

1. 苹果洗净，去皮，切成月牙状。
2. 把苹果放入锅里，倒入红酒没过苹果，用中火炖煮 15 分钟，关火。
3. 苹果在红酒中浸泡 2 小时后即可食用。

用法　吃苹果，饮 2 小勺红酒。

吃艾叶生姜煮蛋，对付下焦虚寒证

平时外感寒邪、过食生冷、冒雨涉水或久居潮湿之地，都会导致寒湿之气伏于下焦，引发下焦虚寒症。艾叶生姜煮蛋简单实用，适用于下焦虚寒所致腹中冷痛、月经失调，或行经腹痛，以及慢性盆腔炎、带下清稀、宫寒不孕等。

艾叶，专门为女人而生的纯阳之草

艾叶最早的用途是灸，有“医家用灸治百病”之说。中医认为，艾叶善走三阴而逐寒湿，暖气血而温经脉，温中阳而止冷痛。艾叶尤长于温里和中、祛寒止痛，为妇科经带的常用要药。

艾叶 + 生姜 + 鸡蛋：温经暖宫好搭档

女性朋友在看中医的时候，常会听到 “宫寒”这个词。中医所说的宫寒并不是说子宫内的温度低，而是指子宫、卵巢等生殖器官的功能处于一种相对低下的状态。此时可以吃艾叶生姜煮蛋来温经通脉，暖宫调经。

生姜散寒解表，温中止呕，为温胃散寒止呕之要药。姜经煨制后，较生姜则不散，比干姜则不燥，善去脏腑之沉寒，发诸经之寒气。姜与艾叶配伍，温里散寒之功大大增强。鸡蛋补阴养血，能缓和艾叶温燥辛辣之性。加红糖可以补血活血，还能矫味。

中药小档案

药名・艾叶

性味・性温，味辛、苦

归经・归脾、肝、肾经

功效・温经止血，散寒止痛；外用祛湿止痒

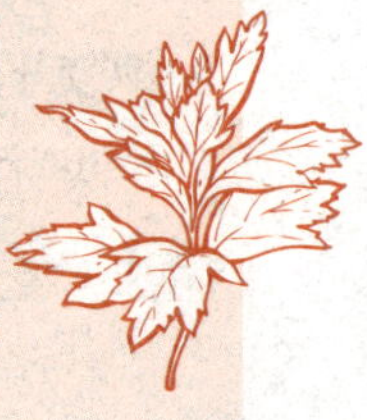

艾叶生姜煮蛋 散寒止痛，暖宫调经

源自 《中医食疗学》

材料 鸡蛋 2 个，老生姜 15 克，艾叶 10 克，红糖适量。

做法

1. 老生姜用湿纸包裹 3 层，把水挤干，放入热炭灰中煨 10 分钟，取出洗净，切片。
2. 将艾叶、鸡蛋洗净，与姜片一同放入锅内，加适量清水，小火煮至蛋熟后，去壳取蛋。
3. 将去壳鸡蛋再放入药汁内煮 10 分钟，加入红糖，饮汁食蛋即可。

吴茱萸肉桂贴敷肚脐，通中焦，月经顺

现在很多女性的体质处于上热下寒的状态，表现为上半身热、下半身寒、月经异常（经期经常延后、月经量少、痛经）、情绪不稳、消化不良等症状。吴茱萸和肉桂配伍敷贴于脐部可产生多种功效，有助于打通中焦要塞，引火归元，使月经如期而至。

为什么现代女性上热下寒现象较多

1. 久坐、下半身缺乏运动。

2. 眼睛看手机，脑子不停地活动，喝各种各样的冰镇饮料及奶茶。

3. 经常生气、思虑过度会造成肝火上亢、心火上炎，肝火亢炽，迫灼胃阴，使胃气失于和降。

4. 生育后调理不及时或方法不当，造成肾阳亏虚。

吴茱萸肉桂贴敷肚脐的方法

吴茱萸具有散寒止痛、降逆止呕、助阳止泻的功效，肉桂补肾阳、暖脾胃、止冷痛、通血脉，可引浮火下行归于肾中。人体肾阳充沛时，可形成自身的引力优势，使上部的阳自动下沉、内蕴，为己所用，这就是引火归元。

将吴茱萸、肉桂加热后包熨肚脐，既可打开中焦的通道，又可温通五脏六腑、气血经络，调理月经。

将 180 克吴茱萸、30 克肉桂放在微波炉里加热约 30 秒，然后装入布袋内，外熨肚脐 30 分钟，每日早晚各 1 次，10 日为一个疗程。药熨是种温和的刺激，有助热的作用，注意多饮水。

按摩中极、血海，暖宫散寒，活血调经

宫寒女性在合理饮食的基础上，配合按摩中极、血海等穴，有助于温经散寒，扶阳暖宫，活血调经止带，预防妇科炎症。

按揉中极穴，调经止带

［原理］中极穴是任脉与足三阴经的交会穴。任脉主胞宫，起于中极之下，故可改善月经不调、带下、不孕等生殖系统疾病。

［定位］在下腹部，前正中线上，肚脐中央向下 4 寸。

［方法］双手搓热，一只手掌盖住肚脐，另一只手在中极穴上按揉 3~5 分钟，至局部有酸胀感即可。

按揉血海穴，调经统血

［原理］血海穴有健脾化湿、调经统血、活血化瘀之功。

［定位］在股前区，髌底内侧端上 2 寸，股内侧肌隆起处。

［方法］用拇指按揉两侧血海穴 3 分钟，力量不宜太大。

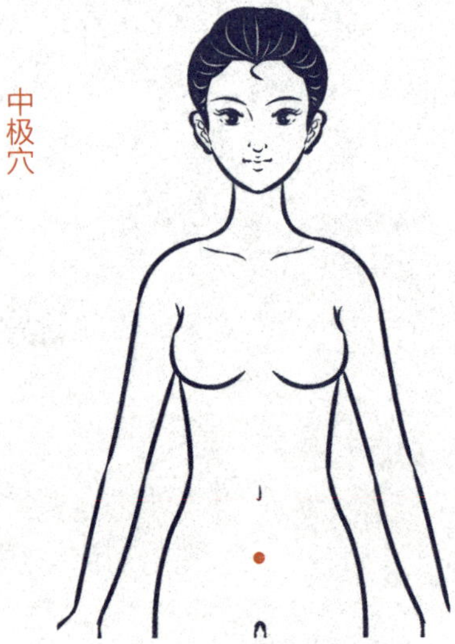

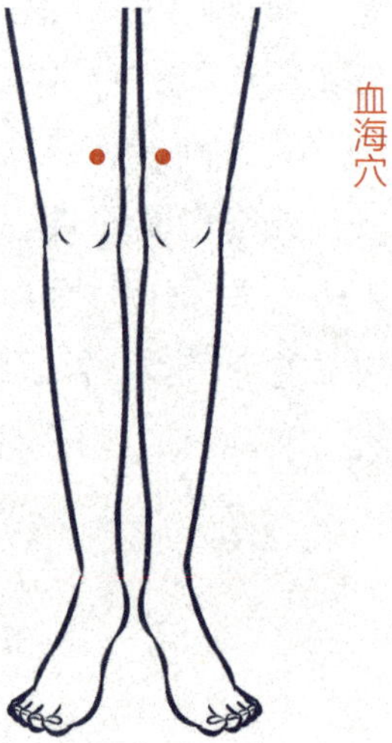

关节疼痛，多是寒邪入侵使经络瘀堵所致

关节疼痛的“祸首”：风寒湿邪乘虚而入

风湿性关节炎、类风湿关节炎、强直性脊柱炎、腰颈椎骨质增生、腰颈椎间盘突出症、坐骨神经痛、痛风等，在中医里均属于痹症，风寒湿邪为其基本病因。

风寒湿邪侵体，导致痹症

中医认为，痹症的形成主要是由风寒湿三邪“合伙作案”引起的。先是风邪将身体撕开一个口子，湿邪就进入体内，像河流遇冷结冰一样，寒邪入侵会阻碍身体内部气血的正常运行。最开始是运行缓慢，继而拥堵，最后直接瘫痪。

对于痹症，中医重在祛湿通络。引药的运用很重要，如病在上肢者加桂枝、桑枝，在下肢者加牛膝、防己，湿热内蕴之热痹用黄柏、苍术以除湿等。此外，恰当应用藤类药物活血通络，效果更佳。

别让风寒湿邪伤了关节

常喝姜汁或姜片茶。在祛除体内湿气方面，姜主要有两方面作用：一方面，姜汁可以祛除一部分湿气；另一方面，姜汁可以温运脾胃，能增强脾运化水湿的作用。

风邪伤人多是“乘虚而入”，因此不要出汗后立即吹风和洗冷水浴。夏季不宜席地而卧（尤其是水泥地及砖石之地），在空调房睡觉时至少要在肚子上盖一条毛巾被或薄毛毯。

五加皮猪骨汤，祛风散寒除痹

民间有“两足不能提，牛膝木瓜五加皮”的说法。五加皮祛除风湿的效果很好，李时珍在《本草纲目》中早有记载：“治风湿痿痹、壮筋骨，填精髓。”此外，五加皮还有补肾作用，关节冷痛兼有腰膝酸软的人使用更好。

五加皮，祛风湿壮筋骨

五加皮，为五加科植物细柱五加的干燥根皮，既能祛风除湿、消痹止痛、强筋健骨，又能补肝肾而益精，适用于肝肾不足、筋骨痿软及风湿疼痛、拘挛等症。

猪脊骨，壮骨生髓

猪脊骨补肾益精，壮骨生髓，可用于腰膝酸软、骨节酸痛等症。中医认为肾主骨，所以骨与肾的关系非常密切，骨的生长发育及其修复都以肾精为基础。肾藏精，精能生髓，髓能充骨，可促进骨骼的生长发育，并使之发挥正常的生理功能。

五加皮猪骨汤 祛风散寒除痹

源自 民间验方

材料 猪脊骨500克，五加皮、枸杞子各15克，桂枝10克，红枣5枚。

调料 料酒、姜片、盐各适量。

做法

1. 将猪脊骨洗净，剁成小块，放入砂锅内，加冷水、料酒以大火煮沸5分钟；捞出猪脊骨，弃汤后重新放回砂锅中。
2. 砂锅中倒入适量清水，加入姜片煮至半熟时，将洗净的五加皮、桂枝一同装入纱布袋中，扎紧袋口，放入锅中，再加入枸杞子、红枣，以小火煮至骨肉烂熟为止，食前加盐调味即可。

中药小档案

药名·五加皮
性味·性温，味辛、苦
归经·归肝、肾经
功效·祛风湿，补肝肾，强筋骨，利尿

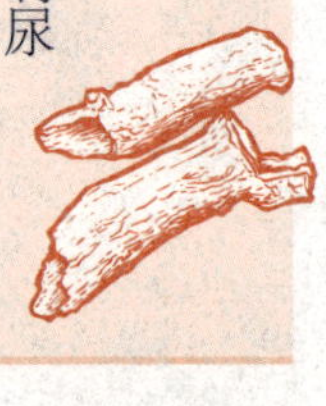

樱桃祛寒除湿，减痛消肿

中医认为，樱桃味甘酸、性温，入脾、胃、肾经，有祛风除湿、收涩止痛之功。对于风湿腰腿疼痛、四肢麻木不仁、关节屈伸不利的患者，樱桃是调养佳品。

樱桃是改善痛风、风湿病的“良药”

现代医学研究发现，樱桃有助于改善痛风、风湿病。樱桃中所含的花青素、花色素及维生素 E 等，都是很好的抗氧化剂，可以促进体内的血液循环，有助于尿酸排泄，能缓解因痛风、关节炎所引起的肿痛。

因感受风寒湿邪而致腰腿疼痛、关节麻木者，可用米醋浸泡樱桃，1 周后，早晚各服 1 次，每次 20 毫升左右，对改善症状有较好的效果。

自制樱桃酒护关节

樱桃浸酒饮服，能祛风除湿、活血止痛，改善四肢麻木、关节疼痛、风湿腰腿疼痛。

将新鲜樱桃洗净晾干后置坛中，加酒浸泡，泡酒宜选择低度的粮食发酵酒，比如米酒、黄酒、高粱酒(40 度左右)等，樱桃与酒的比例一般为 1 ： 10，即 100 克樱桃用 1000 毫升酒，樱桃入酒中泡 1 周即可饮用。樱桃酒宜放在避光、阴凉处储存，一般可存放 8～12 个月。

可以早晚各饮 20 毫升；疼痛不太剧烈时，可以只在晚间饮 25 毫升。酒将饮完时，可适量添加酒再泡。

注意事项：樱桃酒虽对缓解关节痛有良效，但不能代替药物治疗；高血压患者慎用，酒精过敏者慎用。

艾灸犊鼻、阳陵泉，散寒化瘀、舒筋利节

老年人到了秋冬季节，因为环境寒冷、潮湿，容易出现老寒腿和膝关节病，当感觉膝盖酸冷时，不妨常灸犊鼻、阳陵泉穴。

艾灸犊鼻穴，改善关节积水

［原理］胃经上的犊鼻穴可改善膝关节周围的气血运行。艾灸此穴具有消肿止痛、通经活络的作用，可用于调理膝盖冷痛、膝关节屈伸不利、下肢麻痹等病症。

［定位］位于膝前区，髌韧带外侧凹陷中。

［方法］取坐位。点燃艾条，对准犊鼻穴，距离皮肤1.5~3厘米处温和施灸，每次15~20分钟。

艾灸阳陵泉穴，舒筋利节

［原理］阳陵泉是胆经之合穴，也是八会穴中之筋会，具有舒筋和壮筋的作用，可以改善下肢筋病。

［定位］位于小腿外侧，腓骨头前下方凹陷处。

［方法］取坐位或仰卧位。点燃艾条，对准阳陵泉穴，距离皮肤1.5~3厘米处温和施灸，每次15~20分钟。

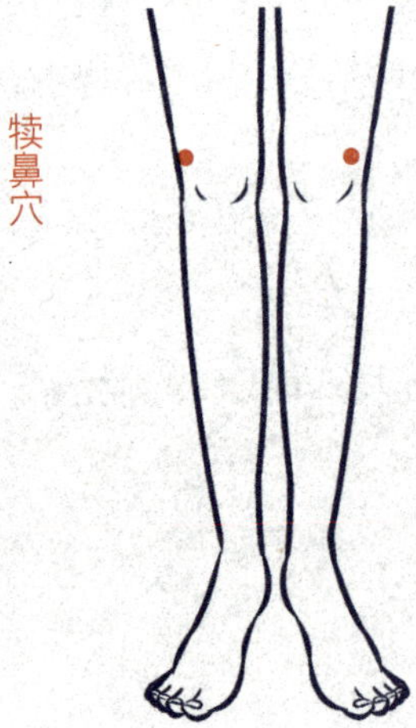

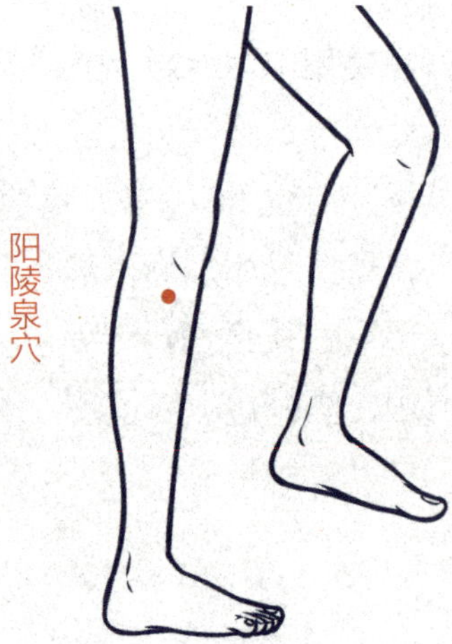

扫除寒瘀，排体毒、防癌症

高发癌病，都是体内瘀寒惹的祸

中医认为，当致病因素侵入人体，长期停留在体内，就会引起病理变化，导致某一局部组织破坏或增生，逐渐形成肿瘤。

寒湿瘀是癌症的导火索

中医认为，虚则寒，寒则湿，湿则凝，凝则瘀，瘀则堵，堵则瘤，瘤则癌。现代医学研究证实，肿瘤患者普遍存在血液高凝状态。血瘀既是癌瘤发生的病理机制之一，又是肿瘤病变过程中的病理产物。肿瘤的发生、发展及预后，是人体（正气）与肿瘤（邪气）相互抗争的结果。

癌症重在预防

为了预防癌症，平时要扶正气、祛邪气。寒瘀严重的人，可以对关元穴、中脘穴、足三里穴施以重灸，使原本虚弱的脏腑功能恢复正常。

日常生活中多吃健康的食物，如胡萝卜、玉米、南瓜、橙子、大蒜、豆制品、韭菜、莼菜、圆白菜、海带、白扁豆、薏米、无花果、百合、银耳、西蓝花等，有助于预防胃癌、肠癌、肺癌、子宫癌、前列腺癌等。

杨力中医课堂

预防癌症的生活方式

注意饮食营养的均衡，不偏食；不反复吃完全相同的食物，也不长期服用同一种药物；饮食不过饱；不吸烟，避免过多饮酒；适量摄入富含维生素 A、维生素 C、维生素 E 和膳食纤维的食物；少吃过咸、过热的食物；少吃烧焦的食物；避免过度日晒；避免过度劳累。

生姜陈皮饮，温肺化痰防肺癌

《丹溪心法》中说：“凡人身上、中、下有块者，多属痰证。”说明痰浊与肿瘤关系密切。陈皮和生姜是人们经常用到的食材，同时也是化痰祛湿的良药。

陈皮，燥湿化痰的常用药

陈皮，气味芳香，长于理气，有行气健脾、降逆止呕、燥湿化痰的功效。现代药理研究发现，其所含的挥发油可促进消化液分泌，排出肠内积气。

生姜，温阳散寒的良药

生姜在中医方剂中有着广泛的应用，医圣张仲景针对阳虚水停，气机不行的病机往往都会用到生姜。

在暑热时节，人们为了防暑贪凉，脾胃容易受冷生寒，吃些生姜既能祛除体内积存的寒气，又能固护脾胃的阳气。脾阳之气充足，运化水湿正常，痰湿则不易积聚。

中药小档案

药名・陈皮
性味・性温，味辛、苦
归经・归脾、肺经
功效・理气健脾，燥湿化痰

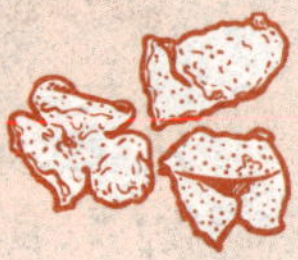

药名・生姜
性味・性微温，味辛
归经・归肺、脾、胃经
功效・解表散寒，温中止呕，化痰止咳

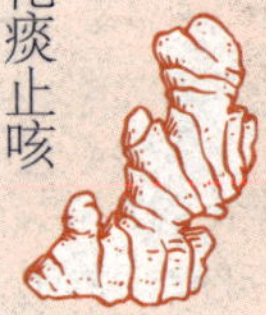

生姜陈皮饮 温肺化痰防肺癌

源自 民间验方

材料 陈皮 5 克，生姜 2 片。

做法 用沸水冲泡后代茶饮即可。

用法 一次 1 杯，一日 2~3 次。

温馨提示 阴虚火旺内热者不宜饮用。

菠菜猪肝汤，补肝血、防肝癌

中医认为，肝癌以脾胃虚弱、肝肾阴血亏虚为本，气、血、湿、热、瘀、毒聚结成块，停于胁腹为标。肝阴亏虚，热毒之邪才会郁于肝胆。菠菜猪肝汤可以滋肝阴、养肝血，为防肝癌之佳品。

猪肝，补肝明目、养血

《本草纲目》中说猪肝有补肝明目的作用，可治疗肝虚目暗、夜盲浮肿等症。现代营养学认为，猪肝富含铁、叶酸、维生素 B_{12} 等造血原料，可以调节、改善贫血患者的造血系统生理功能，预防缺铁性贫血、恶性贫血。

吃菠菜，通血脉，下气调中

据《本草纲目》中记载，吃菠菜可以“通血脉，开胸膈，下气调中，止渴润燥”。从现代营养学角度来看，菠菜中富含的胡萝卜素、叶黄素都是很好的护眼物质。菠菜中含有一种类胰岛素物质，有助于维持血糖平稳、控制血糖。

猪肝和菠菜搭配煮汤食用，有补血养肝、明目润燥的作用，适用于肝血不足所致血虚萎黄、视力减退、大便涩滞、缺铁性贫血，还可用于肝脓肿术后患者。

菠菜猪肝汤 补血养肝

源自 《中国药膳学》

材料 鲜猪肝 100 克，菠菜 30 克。

调料 盐、淀粉、生姜片、葱白段、清汤各适量。

做法

1. 将菠菜洗净，放入沸水中烫 1 分钟，去掉涩味，切段；将猪肝用盐水浸泡半小时后洗净，切成薄片，与盐、淀粉拌匀。
2. 锅中倒入清汤煮沸，加入生姜片、葱白段煮几分钟，放入拌好的猪肝片及菠菜段煮熟即可。

米酒土鸡汤，补气通血脉防胃癌

寒凝、血瘀、毒积是胃癌晚期的病理基础。米酒土鸡汤具有补气、生血、活络、健脾胃之功，可御风寒、散湿气、通血脉，有助于预防胃癌。

米酒是补气养血的佳品

米酒也叫醪糟，《本草经疏论》记载醪糟“补脾胃、益肺气之谷。脾胃得利，则中自温；温能养气，气顺则身自多热，脾肺虚寒者宜之。”

中医认为，米酒有补气养血、通经活络等作用。饮后能刺激消化腺的分泌，增进食欲，帮助消化，是中老年人、孕产妇和身体虚弱者补气养血之佳品。现代医学发现，米酒含有 β –谷固醇，对胃癌有预防效果。

土鸡富含多种营养成分

土鸡入脾、胃经，具有温中益气、补虚损、健脾胃等功效。现代营养学认为，鸡肉是优质蛋白和B族维生素的良好来源，其所含的牛磺酸可以增强人的消化能力，提高人体免疫力。

米酒与土鸡一起炖汤，不仅味道醇浓鲜香、易于消化，补虚养身效果好，而且对祛除寒瘀也大有裨益。

米酒土鸡汤 益气活血

源自 民间验方

材料 土鸡半只，花生米30克，干黄花菜、干木耳各20克。

调料 米酒、老姜片、盐各适量。

做法

1. 土鸡洗净，取肉切薄片；鸡骨入锅加水，放入老姜片，开火炖约40分钟；干黄花菜、干木耳提前泡发，用开水焯烫一下。
2. 鸡汤倒入锅中，放入除鸡肉片之外的所有食材，中火煲煮约10分钟，放入鸡肉片，加适量米酒再煮5分钟，加盐调味即可。

附录1 居家必备祛痰湿瘀寒中成药

二陈丸

［出处］宋代《太平惠民和剂局方》

［组成］半夏、橘红、白茯苓、炙甘草等

［功效］燥湿化痰，理气和中

［主治］用于痰湿停滞导致的咳嗽痰多，胸脘胀闷，恶心呕吐等。

逍遥丸

［出处］宋代《太平惠民和剂局方》

［组成］柴胡、当归、白芍、白术、茯苓、薄荷、炙甘草等

［功效］疏肝健脾，养血调经

［主治］用于肝郁血虚导致的胸胁胀满，头晕目眩，食欲缺乏，月经不调，乳腺结节等。

香砂六君丸

［出处］清代《古今名医方论》

［组成］党参、白术、茯苓、炙甘草、砂仁、木香、半夏、陈皮等

［功效］健脾和胃，燥湿祛痰

［主治］主治脾胃虚弱引起的胸脘胀闷、饮食不化、呕吐泄泻等。

金匮肾气丸

［出处］汉代《金匮要略》

［组成］桂枝、附子、地黄、山药、山茱萸、茯苓、泽泻、牡丹皮等

［功效］温补肾阳，化气行水

［主治］用于肾虚水肿，腰膝酸软，小便不利，畏寒肢冷等。

温馨提示：中药方剂请在专业医师指导下选用。

附录2

祛痰湿瘀寒中医经典方剂

贝母瓜蒌散

〔出处〕清代《医学心悟》

〔组成〕贝母、瓜蒌、花粉、茯苓、橘红、桔梗

〔用法〕水煎服

〔功效〕润肺清热，理气化痰

〔主治〕燥痰咳嗽。症见咳嗽痰少，咳痰不爽、涩而难出，咽喉干燥，苔白而干。

五皮散

〔出处〕宋代《太平惠民和剂局方》

〔组成〕生姜皮、桑白皮、陈橘皮、大腹皮、茯苓皮

〔用法〕水煎服

〔功效〕利水消肿，理气健脾

〔主治〕水停气滞之皮水证。症见肢体沉重，心腹胀满，上气喘急，小便不利，妊娠水肿，苔白腻，脉沉缓。

血府逐瘀汤

〔出处〕清代《医林改错》

〔组成〕桃仁、红花、当归、生地黄、牛膝、川芎、桔梗、赤芍、枳壳、甘草、柴胡

〔用法〕水煎服

〔功效〕活血化瘀，行气止痛

〔主治〕胸中血瘀证。症见胸痛，头痛，日久不愈，痛如针刺而有定处，唇暗或两目暗黑，舌质暗红或有瘀斑、瘀点，脉涩或弦紧。

小建中汤

〔出处〕汉代《伤寒论》

〔组成〕桂枝（去皮）、炙甘草、大枣、芍药、生姜、胶饴

〔用法〕水煎取汁，兑入饴糖，小火加热至化，分2次温服

〔功效〕温中补虚，和里缓急

〔主治〕中焦虚寒，肝脾不和证。症见脘腹拘急疼痛，时发时止，喜温喜按。

温馨提示：中药方剂请在专业医师指导下选用。